I0707290

FLEISCHFRESSENDE-DIÄT 2025

120 Rezepte zum Abnehmen und Wohlbefinden mit der Kraft des Fleisches – Mahlzeitenplan zur Optimierung Ihres Wohlbefindens

KLARLOCK

© Copyright 2024 Alle Rechte vorbehalten.

Kein Teil dieses Buches darf ohne schriftliche Genehmigung des Autors in irgendeiner Form oder mit irgendwelchen Mitteln, weder elektronisch noch mechanisch, einschließlich Informationsspeicher- und -abrufsystemen, reproduziert werden. Alle Rechte vorbehalten. Alle Urheberrechte, die nicht beim Herausgeber liegen, liegen bei den jeweiligen Autoren. Alle in diesem Buch erwähnten Marken, Dienstleistungsmarken, Produktnamen und Bezeichnungen aller Namen gelten als Eigentum ihrer jeweiligen Inhaber und werden nur als Referenz verwendet. Die Verwendung dieser Begriffe bedeutet keinerlei Billigung.

HAFTUNGSAUSSCHLUSS

Ziel dieses Buches ist es, nützliches und informatives Material zu den in der Veröffentlichung behandelten Themen bereitzustellen. Der Verkauf erfolgt unter der Voraussetzung, dass der Autor und der Herausgeber keine persönlichen medizinischen, gesundheitlichen oder anderen professionellen Dienstleistungen im Zusammenhang mit dem Buch erbringen. Der Leser sollte seinen Arzt, Gesundheitsdienstleister oder eine andere kompetente Fachkraft konsultieren, bevor er die Vorschläge in diesem Buch übernimmt oder Schlussfolgerungen zieht. Der Autor und der Herausgeber lehnen ausdrücklich jegliche Verantwortung für jegliche Haftung, Verluste oder Risiken persönlicher oder sonstiger Art ab, die sich direkt oder indirekt aus der Nutzung und Anwendung der Inhalte dieses Buches ergeben.

NOTIZ

Alle Rezepte in diesem Buch sind für vier Personen konzipiert. Bei dieser Menge müssen die in den Rezepten angegebenen Zutaten berücksichtigt werden. Wenn Sie die Portion ändern müssen, empfiehlt es sich, die Dosierung der Zutaten proportional anzupassen. Es wird außerdem empfohlen, die Zubereitungs- und Kochanweisungen sorgfältig zu befolgen, um das beste Ergebnis zu erzielen. Wenn wir in diesem Buch von „einer Tasse" als Maßeinheit für Zutaten sprechen, meinen wir die Verwendung einer handelsüblichen Küchentasse mit einem Fassungsvermögen von etwa 240 Millilitern. Um die richtigen Mengen an Zutaten zu erhalten, ist es wichtig, einen Messbecher zu verwenden. Wenn Sie keinen Messbecher haben, können Sie einen Messbecher mit Skala verwenden und dabei darauf achten, dass die angegebenen Proportionen korrekt eingehalten werden. Hier sind einige Beispiele: 1 Tasse Mehl 100 gr. 1 Tasse Reis 200 gr. 1 Tasse Quinoa 200 gr

REZEPTE ERSTEN GÄNGE

REZEPTE ZWEITEN GÄNGE

EINFÜHRUNG IN DIE FLEISCHFRESSENDE-DIÄT

Bei der fleischfressenden Ernährung handelt es sich um eine Ernährungsweise, bei der ausschließlich Produkte tierischen Ursprungs verzehrt werden und auf pflanzliche Lebensmittel wie Obst, Gemüse, Getreide und Hülsenfrüchte gänzlich verzichtet wird. Diese Diät ist in den letzten Jahren dank der Aufmerksamkeit der Medien und der Geschichten von Menschen, die davon für ihre Gesundheit profitiert haben, populär geworden. Grundlagen der fleischfressenden Ernährung Die fleischfressende Ernährung basiert auf der Idee, dass Menschen biologisch dazu veranlagt sind, hauptsächlich Fleisch zu essen Tierische Produkte. Befürworter dieser Diät glauben, dass eine Ernährung, die reich an tierischen Proteinen und gesunden Fetten ist, optimal für die Gesundheit ist und dazu beitragen kann, eine Reihe von Gesundheitszuständen wie Entzündungen,

Verdauungsproblemen und Stoffwechsel
störungen vorzubeugen und zu behandeln.
Empfohlene Lebensmittel Bei der
fleischfressenden Ernährung sind die
Hauptnahrungsmittel: Rotes Fleisch: Rind,
Lamm, Schwein, Wild. Geflügel: Huhn,
Truthahn. Eier: Eine vielseitige
Proteinquelle. Tierische Fette: Butter,
Schmalz, Schmalz. Innereien: Leber, Herz,
Nieren, die besonders nährstoffreich sind.
Vorteile und Kritik Befürworter sagen, dass
die Fleischfresser-Diät die geistige und
körperliche Gesundheit verbessern,
Entzündungen reduzieren und den
Gewichtsverlust fördern kann. Allerdings
gibt es auch Kritik und Bedenken im
Zusammenhang mit dieser Kur, vor allem im
Hinblick auf den Mangel an Ballaststoffen,
essentiellen Vitaminen und Mineralstoffen in
Gemüse und die möglichen negativen
Auswirkungen auf das Herz-Kreislauf-
System. Ratschläge und Vorsichtsma
ßnahmen Bevor Sie mit der fleischfressenden
Ernährung beginnen, ist es wichtig, einen
Arzt zu konsultieren.

WAS IST DIE FLEISCHFRESSENDE-DIÄT

Bei der fleischfressenden Ernährung handelt es sich um eine Diät, die ausschließlich den Verzehr von Lebensmitteln tierischen Ursprungs beinhaltet und auf Gemüse gänzlich verzichtet. Das heißt, wer diese Diät befolgt, isst nur Fleisch, Fisch, Eier und Milchprodukte, ausgenommen Obst, Gemüse, Getreide, Hülsenfrüchte und andere pflanzliche Lebensmittel. Grundprinzipien Die Philosophie hinter der Fleischfresser-Diät basiert auf der Idee, dass sich der Mensch als Fleischfresser oder zumindest als vorwiegender Fleischesser entwickelt hat und dass viele moderne Gesundheitsprobleme aus einer Ernährung resultieren, die zu viele Kohlenhydrate und Pflanzen enthält. Befürworter der Fleischfresser-Diät sagen, dass eine Ernährung, die reich an tierischen Proteinen und Fetten ist, für den menschlichen Körper natürlicher ist und zu einer Verbesserung der geistigen und körperlichen Gesundheit führen kann. Zulässige Lebensmittel sind rotes Fleisch wie Rind, Schwein, Lamm und Wild. Weißes Fleisch: wie Huhn und Truthahn. Fisch und Meeresfrüchte: einschließlich Lachs, Thunfisch, Krebstiere und Weichtiere. Eier: jede Art. Milchprodukte: wie Butter, Käse und Joghurt (sofern vertragen). Innereien: wie Leber, Herz und Nieren. Ausschlüsse Die fleischfressende Ernährung schließt alle pflanzlichen Lebensmittel vollständig aus, einschließlich: Obst und Gemüse, Hülsenfrüchte, Getreide und Getreideprodukte, Nüsse und Samen. Vorteile und potenzielle Risiken. Einige Befürworter sagen, dass diese Diät Ihnen beim Abnehmen helfen, die psychische Gesundheit verbessern, Entzündungen reduzieren und die Symptome lindern kann einiger chronischer Krankheiten. Es bestehen jedoch auch Bedenken hinsichtlich potenzieller Risiken, wie z. B. einem Mangel an essentiellen Nährstoffen (z. B. Ballaststoffen, Vitaminen und Mineralstoffen in Pflanzen)

URSPRÜNGE UND GESCHICHTE DER FLEISCHFRESSENDE-DIÄT

Die fleischfressende Ernährung ist eine der ältesten Ernährungsformen und geht auf die Zeit zurück, als der Mensch als Jäger und Sammler lebte. Während des größten Teils der Menschheitsgeschichte ernährten sich die Bevölkerungen hauptsächlich von Fleisch und Fisch, da die pflanzlichen Ressourcen saisonabhängig und oft begrenzt waren. Diese Art der Ernährung war typisch für Bevölkerungsgruppen, die in kalten Klimazonen lebten, wo Jagd und Fischerei die Hauptnahrungsquellen waren. In den letzten Jahrzehnten wurde die Fleischfresser-Diät von einigen Gesundheitsexperten und Sportlern wiederentdeckt und gefördert, die behaupten, dass eine reine Fleischdiät die Gesundheit und die körperliche Leistungsfähigkeit verbessern kann. Das moderne Interesse an dieser Diät wird oft Einzelpersonen wie Dr. Shawn Baker zugeschrieben, einem orthopädischen Chirurgen und Sportler, der die Diät über soziale Medien und verschiedene Podcasts bekannt gemacht hat, und Jordan Peterson, einem bekannten klinischen Psychologen die zusammen mit ihrer Tochter Mikhaila Peterson über die Vorteile sprach, die sie durch die Einführung einer fleischfressenden Ernährung erlebte. Grundprinzipien der fleischfressenden Ernährung 1. Ausschließlicher Verzehr tierischer Lebensmittel: Die Ernährung basiert auf der Aufnahme von Fleisch, Fisch, Eiern und teilweise auch Milchprodukten. Auf den Verzehr pflanzlicher Lebensmittel, darunter Obst, Gemüse, Getreide, Hülsenfrüchte, Nüsse und Samen, wird vollständig verzichtet. 2. Hohe Aufnahme von Proteinen und Fetten: Die Ernährung ist von Natur aus reich an Proteinen und Fetten, die die Hauptenergiequelle darstellen. Besonderes Augenmerk wird auf die Aufnahme gesättigter Fette gelegt, die in Produkten tierischen Ursprungs reichlich vorhanden sind. 3. Null-Kohlenhydrat-Reduktion:

Durch den vollständigen Verzicht auf pflanzliche Lebensmittel reduziert die Fleischfresser-Diät die Kohlenhydrataufnahme auf ein vernachlässigbares Maß. Dies kann den Körper in einen Zustand der Ketose versetzen, in dem Fett als Hauptenergiequelle genutzt wird. 4. Einfachheit und Sättigung: Einer der erklärten Vorteile der fleischfressenden Ernährung ist ihre Einfachheit. Da die Anzahl der erlaubten Lebensmittel begrenzt ist, werden Lebensmittelentscheidungen einfacher. Darüber hinaus sind Eiweiß und Fett in der Regel sehr sättigend, was dazu beitragen kann, die Gesamtkalorienaufnahme zu reduzieren, ohne Hunger zu verspüren. 5. Eliminierung potenzieller Antinährstoffe: Befürworter der fleischfressenden Ernährung argumentieren, dass viele Pflanzen Antinährstoffe wie Lektine, Phytate und Oxalate enthalten, die die Nährstoffaufnahme beeinträchtigen und Verdauungs- oder Autoimmunprobleme verursachen können.

MAKRONÄHRSTOFFE IN DER FLEISCHFRESSENDEN-DIÄT

Das Besondere an der Fleischfresser-Diät ist, dass sie auf alle Kohlenhydrate verzichtet und ausschließlich auf Proteine und Fette aus tierischen Quellen setzt. Sehen wir uns an, wie Makronährstoffe in dieser Diät verteilt sind. 1. Protein Protein ist ein zentraler Bestandteil der Ernährung von Fleischfressern und kommt hauptsächlich aus Fleisch, Fisch, Eiern und Milchprodukten. Diese Proteine liefern alle essentiellen Aminosäuren, die für den Aufbau und die Reparatur von Gewebe, den Erhalt der Muskelmasse und die Unterstützung des Immunsystems benötigt werden. 2. Fette Fette machen einen erheblichen Teil der Kalorienaufnahme bei der Ernährung von Fleischfressern aus. Dazu gehören gesättigte und ungesättigte Fette aus Fleisch (wie Rind, Schwein, Lamm), fettem Fisch (wie Lachs und Thunfisch), Butter, Schmalz und anderen tierischen Fettquellen. Fette liefern Energie, unterstützen die Aufnahme fettlöslicher Vitamine (A, D, E, K) und tragen dazu bei Hormonproduktion. 3. Kohlenhydrate In der fleischfressenden Ernährung kommen Kohlenhydrate praktisch nicht vor, da alle pflanzlichen Lebensmittel ausgeschlossen sind. Dies führt oft zu einer deutlichen Reduzierung des Insulins und kann einen Zustand der Ketose auslösen, in dem der Körper Fett als Hauptenergiequelle nutzt. Mikronährstoffe in der fleischfressenden Ernährung Obwohl die fleischfressende Ernährung einige Mikronährstoffe liefern kann, gibt das Fehlen pflanzlicher Lebensmittel Anlass zur Sorge hinsichtlich eines möglichen Mangels an einigen essentiellen Nährstoffen. 1. Vitamine Vitamin B12: Unentbehrlich für die Nervenfunktion und die Bildung roter Blutkörperchen, kommt es reichlich in Produkten tierischen Ursprungs vor. Vitamin A: In Form von Retinol kommt es in der Leber und anderen Organen vor. Vitamin D: Kann aus fettem Fisch und

Leber gewonnen werden, aber Sonneneinstrahlung bleibt eine wichtige Quelle. Vitamine der Gruppe B: In Fleisch, insbesondere Innereien, enthalten. 2. Mineralien Eisen: Häm, die am leichtesten absorbierbare Form von Eisen, ist in rotem Fleisch reichlich vorhanden Innereien. Zink: Unentbehrlich für die Immunfunktion und die Proteinsynthese, es ist in vielen Fleischsorten enthalten. Selen: Kommt in Fleisch, Fisch und Eiern vor und ist wichtig für die Schilddrüsenfunktion und den antioxidativen Schutz. Kalzium: Kann bei einer fleischfressenden Ernährung eingeschränkter sein, insbesondere wenn Sie keine Milchprodukte zu sich nehmen. Tierknochen können eine Quelle sein, aber im Allgemeinen kann die Kalziumaufnahme gering sein. 3. Ballaststoffe und Antioxidantien Ballaststoffe, die für die Darmgesundheit und die Cholesterinregulierung unerlässlich sind, fehlen in der Ernährung von Fleischfressern, da sie nur in pflanzlichen Lebensmitteln vorkommen.

VORTEILE DER FLEISCHFRESSENDE-DIÄT

Gewichtsverlust Einer der Hauptgründe, warum sich viele Menschen für die Fleischfresser-Diät entscheiden, ist der Gewichtsverlust. Dieses Ergebnis kann auf mehrere ernährungsbedingte Faktoren zurückgeführt werden: 1. Reduzierung der Kohlenhydrate Bei der fleischfressenden Ernährung werden Kohlenhydrate, einschließlich Zucker, Getreide und stärkehaltiges Gemüse, vollständig eliminiert. Die Reduzierung von Kohlenhydraten führt häufig dazu, dass der Körper in einen Zustand der Ketose gerät, in dem er Fette, einschließlich gespeicherter Fette, als Hauptenergiequelle nutzt. Dieser Prozess kann den Körperfettabbau beschleunigen. 2. Größeres Sättigungsgefühl Proteine und Fette, die die Grundlage der fleischfressenden Ernährung bilden, bewirken bekanntermaßen ein länger anhaltendes Sättigungsgefühl als

Kohlenhydrate. Dies bedeutet, dass Menschen dazu neigen, weniger häufig und in kleineren Mengen zu essen und so ihre Gesamtkalorienaufnahme reduzieren, ohne ein Hungergefühl zu verspüren. 3. Stabilisierung des Blutzuckerspiegels Der Verzicht auf Kohlenhydrate kann dabei helfen, den Blutzuckerspiegel zu stabilisieren und Insulinspitzen zu reduzieren. Dies ist besonders für Menschen mit Insulinresistenz oder Typ-2-Diabetes von Vorteil, da es den Insulinspiegel senkt, ein Hormon, das die Fettspeicherung fördert. 4. Thermogene Wirkung von Proteinen Proteine haben eine höhere thermogene Wirkung als Kohlenhydrate und Fette, was bedeutet, dass der Körper mehr Kalorien verbrennt, um Proteine zu verdauen. Dieser Anstieg des Energieverbrauchs kann zusätzlich zur Gewichtsabnahme beitragen. 5. Verzicht auf verarbeitete Lebensmittel Wenn Sie sich fleischfressend ernähren, vermeiden Sie vollständig verarbeitete Lebensmittel, die oft zugesetzten Zucker, ungesunde Öle und künstliche Zutaten enthalten. Der Verzicht auf diese Lebensmittel trägt zu einer Gesamtkalorienreduzierung und einer Verbesserung der Ernährungsqualität bei. 6. Verbesserte Körperzusammensetzung Die Fleischfresser-Diät kann aufgrund des hohen Proteingehalts dabei helfen, die Muskelmasse zu erhalten oder zu steigern. Dies ist wichtig, da Muskeln stoffwechselaktiv sind und auch im Ruhezustand dabei helfen, Kalorien zu verbrennen, wodurch die Körperzusammensetzung verbessert wird. 7. Bessere Appetitkontrolle Die Kombination von Proteinen und Fetten kann zusätzlich zur Stabilisierung des Blutzuckers zu einer besseren Appetitkontrolle beitragen. Dies kann dazu beitragen, unnötiges Naschen zu vermeiden und ein Kaloriendefizit aufrechtzuerhalten, das für die Gewichtsabnahme notwendig ist.

REZEPTE
FÜR VORSPEISEN

RINDERCARPACCIO MIT RUCOLA UND PARMESAN FLOCKEN

Dosen für 4 Personen

Zutaten

400 g Qualitätsrindfleisch (vorzugsweise Filet)

100 g frischer Rucola

50 g Parmesanflocken

Saft von 1 Zitrone

Natives Olivenöl extra

Salz und frisch gemahlener schwarzer Pfeffer

Vorbereitung:

Legen Sie das Rindfleisch etwa 30 bis 40 Minuten lang in den Gefrierschrank, damit es sich leichter schneiden lässt. In der Zwischenzeit den Rucola gut waschen und trocknen. Nehmen Sie das Rindfleisch aus dem Gefrierschrank und schneiden Sie es mit einem scharfen Messer in möglichst dünne Scheiben. Ordnen Sie die Fleischscheiben gleichmäßig auf einer Servierplatte an. Das Fleisch mit Zitronensaft, nativem Olivenöl extra, Salz und frisch gemahlenem schwarzem Pfeffer würzen. Den Rucola über das Rindfleisch streuen. Die Parmesanflocken über das Carpaccio geben. Sofort als Vorspeise oder leichtes Hauptgericht servieren.

ROHER SCHINKEN MIT MELONE

Dosen für 4 Personen

Zutaten:

200 g Rohschinken

1 reife Melone

Frische Minzblätter (optional)

Vorbereitung:

Die Melone halbieren, die Kerne entfernen und das Fruchtfleisch je nach Vorliebe in Scheiben oder Würfel schneiden. Den Rohschinken auf einem Servierteller anrichten. Begleiten Sie den Schinken mit Melonenscheiben oder -würfeln. Wenn Sie möchten, können Sie das Gericht mit einigen frischen Minzblättern garnieren, um ihm einen Hauch von Frische zu verleihen. Als Vorspeise oder als Teil eines Sommerbuffets servieren.

THUNFISCH-TARTAR MIT AVOCADO

Zutaten:

Dosen für 4 Personen

300 g hochwertiger frischer Thunfisch

1 reife Avocado

Saft von 1 Zitrone

Natives Olivenöl extra

Salz und frisch gemahlener schwarzer Pfeffer

Geröstete Sesamkörner (optional)

Gehackter frischer Schnittlauch oder Petersilie (optional)

Vorbereitung:

Den Thunfisch in sehr kleine Würfel
schneiden und in eine Schüssel geben. Die
Avocado schälen, fein hacken und zum
Thunfisch geben. Drücken Sie Zitronensaft
auf die Thunfisch-Avocado-Mischung, um zu
verhindern, dass die Avocado oxidiert, und
um ihr einen Hauch von Frische zu
verleihen. Mit nativem Olivenöl extra, Salz
und frisch gemahlenem schwarzem Pfeffer
würzen. Vorsichtig umrühren, um die
Zutaten zu vermischen. Wenn Sie möchten,
können Sie geröstete Sesamkörner für eine
knusprige Note oder gehackten frischen
Schnittlauch oder Petersilie für einen
zusätzlichen Hauch von Farbe und
Geschmack hinzufügen. Decken Sie die
Schüssel mit Frischhaltefolie ab und lassen
Sie sie etwa 30 Minuten im Kühlschrank
ruhen, damit sich die Aromen vermischen
können. Das Thunfischtatar mit Avocado auf
einzelne Servierteller verteilen und als
frische, leichte Vorspeise servieren.

MIT SCHINKEN GEFÜLLTE EIER

Dosen für 4 Personen

Zutaten:

6 Eier

100 g Rohschinken

2 Esslöffel Mayonnaise

1 Teelöffel Dijon-Senf

1 Teelöffel Zitronensaft

Salz und frisch gemahlener schwarzer Pfeffer

Gehackte frische Petersilie (optional)

Vorbereitung:

Die Eier in Salzwasser etwa 10 Minuten kochen, dann unter fließendem kaltem Wasser schnell abkühlen lassen. Die Eier schälen und der Länge nach halbieren. Entfernen Sie das Eigelb und geben Sie es in eine Schüssel. Den Rohschinken fein hacken und zum Eigelb geben. Mayonnaise, Dijon-Senf und Zitronensaft zu Eigelb und Schinken geben. Mischen, bis eine homogene Konsistenz entsteht. Mit Salz und frisch gemahlenem schwarzem Pfeffer abschmecken und je nach Geschmack abschmecken. Füllen Sie die Eihälften mit einem Teelöffel oder Spritzbeutel mit der Eigelb-Schinken-Mischung. Falls gewünscht, mit etwas gehackter frischer Petersilie garnieren, um eine attraktivere Präsentation zu erzielen. Ordnen Sie die gefüllten Eier auf einer Servierplatte an und servieren Sie sie als Vorspeise oder als Teil eines Buffets.

MOZZARELLA-UND SALAMI-SPIESSE

Zubereitungszeit: ca. 15 Minuten

Kochzeit: ca. 10/15 Minuten

Zutaten:

Dosierung für 4 Personen:

200 g Mozzarella

100 g Salami

1 rote Paprika

1 grüne Paprika

1 rote Zwiebel

Olivenöl

Salz und Pfeffer nach Geschmack

Rosmarinzweige (optional)

Vorbereitung:

Mozzarella und Salami in gleich große Würfel schneiden. Paprika und Zwiebel in große Stücke schneiden. Bereiten Sie die Spieße vor, indem Sie abwechselnd Mozzarella, Salami, Paprika und Zwiebelwürfel auf die Holz- oder Metallspieße stecken. Die Spieße mit etwas Olivenöl bestreichen und mit Salz und Pfeffer würzen. Wenn Sie möchten, können Sie den Spießen auch noch ein paar Rosmarinzweige hinzufügen, um ihnen noch mehr Geschmack zu verleihen. Grill oder beschichtete Pfanne bei mittlerer bis hoher Hitze vorheizen. Die Spieße unter leichtem Wenden auf jeder Seite etwa 5/7 Minuten braten, bis der Mozzarella geschmolzen ist und sie eine schöne goldene Farbe angenommen haben. Nehmen Sie die Spieße zum Grill oder in die Pfanne und servieren Sie sie heiß.

KNUSPRIGE HÜHNERLEBER

Zubereitungszeit: ca. 10 Minuten

Kochzeit: ca. 10/15 Minuten

Zutaten:

Dosierung für 4 Personen:

500 g Hühnerleber

100 g Semmelbrösel

50 g Mehl

2 Eier

Salz und Pfeffer nach Geschmack

Pflanzenöl zum Braten

Vorbereitung:

Die Hühnerleber säubern und trocknen, dabei Haut und unerwünschte Fettteile entfernen.

In einer Schüssel die Eier aufschlagen und mit Salz und Pfeffer verquirlen. In einer separaten Schüssel Semmelbrösel und Mehl vermischen. Die Lebern zuerst in der Eimischung und dann in der Semmelbrösel-Mehl-Mischung wenden und darauf achten, dass sie vollständig bedeckt sind. Schütteln Sie die Leber vorsichtig, um überschüssige Semmelbrösel zu entfernen. Reichlich Pflanzenöl in einer Pfanne bei mittlerer bis hoher Hitze erhitzen. Die Lebern in heißem Öl goldbraun und knusprig braten, dabei gelegentlich wenden, um ein gleichmäßiges Garen zu gewährleisten. Die Dauer beträgt etwa 5/7 Minuten. Nach dem Garen auf saugfähigem Papier abtropfen lassen, um überschüssiges Öl zu entfernen. Servieren Sie die knusprigen Hühnerleber heiß als Vorspeise oder Beilage.

GERÄUCHERTER HÜHNERSALAT MIT AVOCADO

Zubereitungszeit: ca. 15 Minuten

Zutaten:

Dosierung für 4 Personen

2 geräucherte Hähnchenbrust

2 reife Avocados

1 Kopf Salat oder gemischter Salat

1 Tomate

1 Gurke

Zitronensaft

Olivenöl

Salz und Pfeffer nach Geschmack

Frische Petersilie (optional)

Vorbereitung:

Die geräucherte Hähnchenbrust in Würfel oder Streifen schneiden. Avocados schälen und in Würfel schneiden. Salat oder gemischten Salat waschen und schneiden. Tomate und Gurke in Würfel schneiden. In einer großen Schüssel das geräucherte Hähnchen, die Avocados, den Salat, die Tomate und die Gurke vermengen. Den Zitronensaft über den Salat pressen und mit Olivenöl, Salz und Pfeffer abschmecken. Alle Zutaten vorsichtig vermischen, bis alles gut vermischt ist. Nach Belieben gehackte frische Petersilie über den Salat geben. Servieren Sie den frischen und leckeren geräucherten Hühnersalat mit Avocado.

BRUSCHETTA MIT TOMATEN UND KNUSPRIGEM SPECK

Zubereitungszeit: ca. 18 Minuten

Zutaten:

Dosierung für 4 Personen

4 Scheiben Bauernbrot

(wie toskanisches Brot oder Baguette)

2 reife Tomaten

100 g geräucherter Speck

2 Knoblauchzehen

Olivenöl

Salz und Pfeffer nach Geschmack

Frische Basilikumblätter (optional)

Vorbereitung:

Eine beschichtete Pfanne bei mittlerer Hitze erhitzen und den Speck darin knusprig braten. Auf saugfähigem Papier abtropfen lassen, um überschüssiges Fett zu entfernen. Die rustikalen Brotscheiben von beiden Seiten leicht anrösten, bis sie knusprig sind. Die Knoblauchzehen schälen und leicht auf die Oberfläche der Brotscheiben reiben. Die Tomaten in Würfel schneiden und in eine Schüssel geben. Olivenöl, Salz, Pfeffer und gehacktes frisches Basilikum zu den Tomaten geben. Gut mischen. Knusprigen Speck auf die Bruschetta legen und anschließend mit einer großzügigen Portion gewürzter Tomaten belegen. Wiederholen Sie den Vorgang für die anderen Brotscheiben. Servieren Sie Bruschetta mit Tomaten und knusprigem Speck als Vorspeise oder Snack.

FRISCHE NATÜRLICHE AUSTERN

Zubereitungszeit: ca. 10 Minuten

Zutaten:

Dosierung für 4 Personen:

16 frische Austern

Vorbereitung:

Wählen Sie frische Austern von guter Qualität. Öffnen Sie die Austern vorsichtig mit einem Austernmesser oder einem scharfen Messer, indem Sie den oberen Deckel entfernen. Entfernen Sie alle verbleibenden Schalen aus dem Inneren der Auster. Ordnen Sie die Austern auf einer Servierplatte mit Eis oder auf einem Bett aus grobem Salz an, damit sie frisch bleiben. Servieren Sie die Austern mit Zitronenscheiben und Mignonette-Sauce (eine Sauce aus Weinessig, Schalotten und schwarzem Pfeffer) oder nach Belieben mit einer Cocktailsauce.

GERÄUCHERTER LACHS MIT FRISCHKÄSE

Zubereitungszeit: ca. 15 Minuten

Kochzeit: keine

Zutaten:

Dosierung für 4 Personen:

200 g geräucherter Lachs

200 g Frischkäse

(z. B. Philadelphia)

Zitronensaft

Frische aromatische Kräuter

(z. B. Dill oder Petersilie)

Salz und Pfeffer nach Geschmack

Vorbereitung:

Den Räucherlachs in dünne Scheiben schneiden. In einer Schüssel den Frischkäse mit Zitronensaft, gehackten Kräutern, Salz und Pfeffer nach Geschmack vermischen. Stellen Sie sicher, dass Sie eine glatte Creme erhalten. Den Frischkäse auf den Räucherlachsscheiben verteilen. Die Lachsscheiben mit dem Frischkäse wälzen und in kleine Röllchen schneiden. Die Räucherlachsröllchen mit Frischkäse auf einem Servierteller anrichten. Mit zusätzlichen frischen Kräutern dekorieren. Als Vorspeise servieren.

FLEISCHPALETTEN MIT GRILLSAUCE

Zubereitungszeit: ca. 20 Minuten

Kochzeit: ca. 25 Minuten

Zutaten

Dosierung für 4 Personen:

500g Hackfleisch

1 Ei

1/2 Tasse Semmelbrösel

1/4 Tasse fein gehackte Zwiebel

2 Knoblauchzehen fein gehackt

2 Esslöffel gehackte frische Petersilie

1/4 Tasse Barbecuesauce

(plus extra zum Würzen)

Salz und Pfeffer nach Geschmack

Vorbereitung

In einer großen Schüssel Rinderhackfleisch, Ei, Semmelbrösel, gehackte Zwiebeln, gehackten Knoblauch, Petersilie, Barbecuesauce, Salz und Pfeffer vermischen. Gut vermischen, bis eine gleichmäßige Masse entsteht. Bereiten Sie Fleischbällchen in der gewünschten Größe vor und formen Sie mit den Händen Kugeln. R Eine beschichtete Pfanne bei mittlerer bis hoher Hitze erhitzen und einen Schuss Öl hinzufügen. Legen Sie die Fleischbällchen in die Pfanne und braten Sie sie auf jeder Seite etwa 57 Minuten lang, bis sie goldbraun und durchgegart sind. Nach dem Garen die Pastetchen auf eine Servierplatte legen und bei Bedarf mit zusätzlicher Barbecue-Sauce belegen. Als Vorspeise Fleischbällchen mit Barbecuesauce servieren.

SPARGEL IM SCHINKENMANTEL

Zubereitungszeit: ca. 15 Minuten

Kochzeit: ca. 12 Minuten

Zutaten:

Dosierung für 4 Personen:

16 frischer Spargel

8 Scheiben Rohschinken

Olivenöl

Salz und Pfeffer nach Geschmack

Vorbereitung

Den Backofen auf 200°C vorheizen. Nehmen Sie ein Bündel Spargel und schneiden Sie die holzigen Teile an der Basis der Stängel ab. Jeden Spargel mit einer halben Scheibe Rohschinken umwickeln, von der Basis bis zur Spitze. Den mit Schinken umwickelten Spargel auf einem Backblech anrichten und mit einem Schuss Olivenöl, Salz und Pfeffer würzen. Stellen Sie die Pfanne in den vorgeheizten Backofen und kochen Sie den Spargel etwa 1012 Minuten lang, bis der Schinken knusprig und der Spargel zart ist. Nach dem Garen den mit Schinken umwickelten Spargel auf eine Servierplatte geben und heiß servieren. Mit Schinken umwickelter Spargel eignet sich hervorragend als Vorspeise oder Beilage. Sie können diese Zubereitung mit einer Sauce auf der Basis von Mayonnaise, Senf oder zerlassener Butter begleiten, wenn Sie den Geschmack noch verstärken möchten.

CAPRESE-SPIESSE MIT TOMATEN UND MOZZARELLA

Zubereitungszeit: ca. 15 Minuten

Zutaten:

Dosen für 4 Personen

200 g Büffelmozzarella

200 g Kirschtomaten

Frische Basilikumblätter

Olivenöl

Salz und Pfeffer nach Geschmack

Spieße oder Zahnstocher

Vorbereitung:

Den Büffelmozzarella in Würfel oder Kugeln schneiden. Kirschtomaten waschen und trocknen. Nehmen Sie einen Spieß oder Zahnstocher und stecken Sie eine Kirschtomate hinein, dann einen Würfel oder eine Kugel Mozzarella und ein Basilikumblatt. Wiederholen Sie den Vorgang, bis die Zutaten aufgebraucht sind. Die Caprese-Spieße auf einem Servierteller anrichten. Die Spieße mit einem Schuss Olivenöl, Salz und Pfeffer würzen. Servieren Sie Caprese-Spieße als Vorspeise.

VORSPEISEN AUS MISCHWURSTWURST (SALAMI, SCHINKEN, COPPA)

Zubereitungszeit: ca. 10/15 Minuten

Zutaten:

Dosen für 4 Personen

100 g Salami

100 g Rohschinken

100 g Coppa oder anderes Wurstwaren Ihrer Wahl, Gemischte Oliven

Vorbereitung:

Salami, Rohschinken und Coppa in dünne Scheiben schneiden. Die Wurstscheiben auf einem Servierteller anrichten. Fügen Sie gemischte Oliven und, falls gewünscht, eingelegte Chilischoten hinzu, um die Wurstwaren zu begleiten. Servieren Sie die Vorspeise aus gemischten Wurstwaren mit frischem Brot oder Grissini.

LACHS-CARPACCIO MIT MEERRETTICHCREME

Zubereitungszeit: ca. 1520 Minuten

Dosen für 4 Personen

Zutaten:

200 g dünn geschnittener Räucherlachs

Zitronensaft

Olivenöl

Salz und Pfeffer nach Geschmack

2 Esslöffel Meerrettichcreme

Gehackte frische Petersilie (zum Garnieren)

Vorbereitung:

Die Räucherlachsscheiben auf einem Servierteller anrichten. Drücken Sie den Zitronensaft über den Lachs und würzen Sie ihn mit einem Schuss Olivenöl, Salz und Pfeffer. In einer Schüssel die Meerrettichcreme mit einem Teelöffel Zitronensaft vermischen. Die Meerrettichcreme über das Lachscarpaccio gießen und gleichmäßig verteilen. Das Gericht mit gehackter frischer Petersilie garnieren. Servieren Sie das Lachs-Carpaccio mit Meerrettichcreme als Vorspeise oder als leichten zweiten Gang.

GARNELENSPIESSE IN SPECK UMWICKELT

Zubereitungszeit: ca. 1520 Minuten

Kochzeit: ca. 10 Minuten

Dosen für 4 Personen

Zutaten:

16 frische Garnelen, geschält und entkernt

8 Scheiben Speck

Zitronensaft

Olivenöl

Salz und Pfeffer nach Geschmack

Spieße oder Zahnstocher

Vorbereitung:

Backofengrill oder Grill vorheizen. Jede Garnele mit einer halben Scheibe Speck umwickeln. Die mit Speck umwickelten Garnelen auf Spieße oder Zahnstocher stecken. Die Spieße mit Zitronensaft, Olivenöl, Salz und Pfeffer würzen. Kochen Sie die mit Speck umwickelten Garnelenspieße unter dem Ofengrill oder auf dem Barbecue-Grill etwa 810 Minuten lang und wenden Sie dabei gelegentlich, bis der Speck knusprig und die Garnelen durchgegart sind. Nach dem Garen die mit Speck umwickelten Garnelenspieße auf eine Servierplatte legen und heiß servieren.

CANAPES AUS GÄNSELEBERPATTE

Zubereitungszeit: ca. 10/15 Minuten

Dosen für 4 Personen

Zutaten:

150 g Gänseleberpastete

Brotscheiben (Baguette oder Toast)

Salz und Pfeffer nach Geschmack

Fruchtmarmelade nach Geschmack

(Feigen oder Johannisbeeren optional)

Vorbereitung:

Die Gänseleberpastete auf den Brotscheiben verteilen. Wenn gewünscht, bestreichen Sie die Brotscheiben mit etwas Butter, bevor Sie die Pastete hinzufügen. Mit Salz und Pfeffer abschmecken. Sie können die Pasteten-Canapés so servieren, wie sie sind, oder mit einem Löffel Fruchtmarmelade servieren, um eine süße Note zu verleihen.

PANIERTE HÜHNCHENHÄHNCHEN

Zubereitungszeit: ca. 2025 Minuten

Kochzeit: ca. 1520 Minuten

Dosen für 4 Personen

Zutaten:

500g Hähnchenbrust, in mundgerechte Stücke geschnitten

Mehl nach Geschmack

2 Eier, geschlagen

Semmelbrösel nach Geschmack

Salz und Pfeffer nach Geschmack

Pflanzenöl zum Braten

Vorbereitung:

Bereiten Sie eine kleine Schüssel mit dem Mehl, eine weitere mit den geschlagenen Eiern und eine dritte mit den Semmelbröseln vor. Die Hähnchenteile mit Salz und Pfeffer würzen. Tauchen Sie jedes Stück erst in das Mehl, dann in das geschlagene Ei und schließlich in die Semmelbrösel. Achten Sie darauf, dass jedes Stück gut bedeckt ist. Reichlich Pflanzenöl in einer Pfanne erhitzen. Die Hähnchenfilets bei mittlerer bis hoher Hitze goldbraun und knusprig braten, etwa 57 Minuten pro Seite. Nach dem Garen die Hähnchenstücke auf saugfähiges Papier legen, um überschüssiges Öl zu entfernen. Servieren Sie die panierten Hähnchenstücke mit Saucen wie Barbecue-Sauce oder Mayonnaise.

GEKOCHTE EIER MIT KNUSPRIGEM SPECK

Zubereitungszeit: ca. 10 Minuten

Kochzeit: ca. 10/12 Minuten

Dosen für 4 Personen

Zutaten:

4 Eier

8 Scheiben Speck

Salz und Pfeffer nach Geschmack

Frische Kräuter (z

Petersilie oder Thymian, optional)

Vorbereitung:

Bringen Sie einen Topf Wasser zum Kochen und geben Sie die Eier vorsichtig hinein. Kochen Sie die Eier etwa 1012 Minuten lang, um hartgekochte Eier zu erhalten. Während die Eier kochen, erhitzen Sie eine beschichtete Pfanne bei mittlerer bis hoher Hitze und braten Sie die Speckscheiben darin, bis sie knusprig sind. Sie können Speck ohne Zugabe von Öl zubereiten, da das Speckfett beim Kochen schmilzt. Lassen Sie den Speck auf saugfähigem Papier abtropfen, um überschüssiges Fett zu entfernen. Die hartgekochten Eier schälen, der Länge nach halbieren und mit einer Prise Salz und Pfeffer würzen. Jede hartgekochte Eihälfte mit einer Scheibe knusprigem Speck umwickeln. Nach Belieben mit frischen Kräutern wie Petersilie oder Thymian garnieren. Als Vorspeise servieren Sie hartgekochte Eier mit Speck.

ZUCCHINI-ROLLEN MIT SCHINKEN UND KÄSE

Zubereitungszeit: ca. 15/20 Minuten

Kochzeit: ca. 10/12 Minuten

Dosen für 4 Personen

Zutaten:

2 mittelgroße Zucchini

4 Scheiben Rohschinken

Frischkäse nach Geschmack

Olivenöl

Salz und Pfeffer nach Geschmack

Vorbereitung:

Den Backofen auf 200°C vorheizen. Schneiden Sie die Enden der Zucchini ab und schneiden Sie sie der Länge nach in lange, dünne Scheiben.

Die Zucchinischeiben mit etwas Olivenöl bestreichen und mit Salz und Pfeffer würzen. Auf jede Zucchinischeibe eine Scheibe Rohschinken legen und etwas Käse auf den Schinken geben. Die Zucchinischeiben mit Schinken und Käse darin zu Rollen aufrollen. Die Zucchini-Röllchen auf ein Backblech legen und im vorgeheizten Backofen etwa 10/12 Minuten garen, bis die Zucchini-Röllchen weich und der Schinken knusprig sind. Nach dem Garen die Zucchini-Röllchen auf einen Servierteller legen und heiß als Vorspeise oder Beilage servieren.

KOCHSCHINKEN
MIT FRISCHEN FIG

Zubereitungszeit: ca. 15 Minuten

Kochzeit: keine

Dosen für 4 Personen

Zutaten:

8 Scheiben Kochschinken

4 frische Feigen, halbiert

Käse nach Geschmack (wie Käse

Ziege oder Gorgonzola)

Honig nach Geschmack

Rucola (optional)

Vorbereitung:

Die gekochten Schinkenscheiben auf einem Servierteller anrichten. Auf jede Schinkenscheibe eine Feigenhälfte legen. Auf jede Feige etwas Käse geben. Für einen Hauch von Süße können Sie den Feigen und dem Käse auch einen Schuss Honig hinzufügen. Wenn Sie möchten, können Sie ein Rucolabett auf den Servierteller legen und die gekochten Schinkenscheiben mit Feigen darauf legen. Servieren Sie den gekochten Schinken mit frischen Feigen als Vorspeise oder als Teil eines gemischten Salats.

KALBSKOTELETTS GEFÜLLT MIT KÄSE UND OLIVEN

Zubereitungszeit: ca. 15/20 Minuten

Kochzeit: ca. 20/25 Minuten

Dosen für 4 Personen

Zutaten:

4 dünne Kalbskoteletts

Gestreckter Quark in dünne Scheiben schneiden

Entsteinte grüne Oliven, gehackt

Semmelbrösel

Eier, geschlagen, Mehl

Salz und Pfeffer nach Geschmack

Olivenöl zum Kochen

Vorbereitung:

Dünne Kalbskoteletts zubereiten und auf beiden Seiten mit Salz und Pfeffer würzen. Eine Scheibe Käse und einige gehackte Oliven auf den Kalbskoteletts verteilen. Rollen Sie die gefüllten Koteletts auf sich selbst und befestigen Sie sie mit einem Zahnstocher, damit sie geschlossen bleiben. Bereiten Sie drei Gerichte zu: eines mit Mehl, eines mit den verquirlten Eiern und eines mit den Semmelbröseln. Tauchen Sie die gefüllten Koteletts in das Mehl, dann in das geschlagene Ei und schließlich in die Semmelbrösel. Achten Sie darauf, dass jedes Stück gut bedeckt ist. Etwas Olivenöl in einer beschichteten Pfanne bei mittlerer bis hoher Hitze erhitzen. Die gefüllten Koteletts in die Pfanne geben und auf jeder Seite etwa 10/12 Minuten braten, bis sie goldbraun und gar sind. Nach dem Garen die gefüllten Koteletts auf einen Servierteller geben und heiß servieren.

HÜHNERSALAT MIT NÜSSEN UND SENFSOSSE

Zubereitungszeit: 15 Minuten

Kochzeit: 20 Minuten

Zutaten

(für 4 Personen):

2 Hähnchenbrustfilets ohne Haut

4 Tassen gemischter Salat

1 Tasse gehackte Walnüsse

1/2 Tasse gewürfelter Sellerie

1/2 Tasse Rosinen

1/4 Tasse Mayonnaise

2 Esslöffel Senf

1 Esslöffel Zitronensaft

Salz und Pfeffer nach Geschmack

Vorbereitung:

Den Backofen auf 180°C vorheizen. Die Hähnchenbrüste mit etwas Olivenöl bestreichen und mit Salz und Pfeffer würzen. Backen Sie die Hähnchenbrust im vorgeheizten Ofen 20 Minuten lang oder bis sie gar sind. Nach dem Garen einige Minuten abkühlen lassen. In der Zwischenzeit die Senfsauce zubereiten. In einer Schüssel Mayonnaise, Senf, Zitronensaft, Salz und Pfeffer vermischen. Das gekochte Hähnchen würfeln. In einer großen Schüssel den Salat, die gehackten Walnüsse, den gewürfelten Sellerie, die Rosinen und das gewürfelte Hähnchen vermischen. Gießen Sie die Senfsauce über die Mischung und vermischen Sie alles gut, um die Sauce gleichmäßig zu verteilen. Probieren Sie den Salat und fügen Sie bei Bedarf Salz und Pfeffer hinzu. Servieren Sie den Hühnersalat mit Walnüssen und Senfdressing als leichte Vorspeise.

GEGRILLTE WÜRSTE
MIT SENF

Zubereitungszeit: 5 Minuten

Kochzeit: 10/15 Minuten

Zutaten

(für 4 Personen):

8 Würstchen (Sorte frei wählbar).

Wurst, die Sie bevorzugen)

4 Esslöffel Senf

2 Esslöffel Honig

1 Esslöffel Olivenöl

Salz und Pfeffer nach Geschmack

Vorbereitung:

Heizen Sie den Grill oder Grill auf mittlere bis hohe Temperatur vor. In einer Schüssel Senf, Honig, Olivenöl, Salz und Pfeffer vermischen. Die Würste mit der Senfmischung bestreichen und auf den vorgeheizten Grill legen. Kochen Sie die Würstchen 57 Minuten pro Seite oder bis sie gar sind und schöne Grillstreifen haben. Während des Garens die Würstchen mit etwas der restlichen Senfmischung bestreichen, um den Geschmack zu intensivieren. Nach dem Garen die Würstchen auf den Grill legen und einige Minuten ruhen lassen. Servieren Sie die Grillwürste mit Senf und Beilagen Ihrer Wahl wie Brot, Pommes oder Grillgemüse.

SPECK-KÄSE-OMELETTE

Zubereitungszeit: 10 Minuten

Kochzeit: 15 Minuten

Zutaten

(für 2 Personen):

4 Scheiben geräucherter Speck

4 Eier

1/4 Tasse Milch

100 g geriebener Käse

Salz und Pfeffer nach Geschmack

2 Esslöffel Olivenöl

Vorbereitung:

In einer beschichteten Pfanne den Räucherspeck knusprig braten. Nach dem Garen auf Papier abtropfen lassen absorbieren, um überschüssiges Fett zu entfernen und es in kleine Stücke zu schneiden. In einer Schüssel die Eier mit der Milch verquirlen. Den geriebenen Käse, den gehackten Speck, Salz und Pfeffer hinzufügen. Alle Zutaten gut vermischen. Erhitzen Sie das Olivenöl in derselben Pfanne, in der Sie den Speck gebraten haben. Die Eiermischung in die Pfanne geben und gleichmäßig verteilen. Kochen Sie das Omelett bei mittlerer bis niedriger Hitze 15 Minuten lang oder bis es an den Rändern fest und in der Mitte leicht weich ist. Wenn das Omelett fertig ist, schütteln Sie es vorsichtig in der Pfanne, um sicherzustellen, dass es nicht klebt. Drehen Sie das Omelett mit einem Deckel oder einem Teller um, um es auch von der anderen Seite zu garen. Weitere 23 Minuten kochen lassen. Das Omelett auf einen Servierteller geben und in Spalten schneiden. Heiß servieren.

RINDERTATAR MIT EIGELB

Zubereitungszeit: 15 Minuten

Zutaten

(für 2 Personen):

300g Hackfleisch

1 frisches Eigelb

1 Esslöffel Dijon-Senf

1 Teelöffel Worcestershire-Sauce

1 Teelöffel Sojasauce

1/2 rote Zwiebel, fein gehackt

Gehackte frische Petersilie nach Geschmack

Salz und Pfeffer nach Geschmack

Vorbereitung:

In einer Schüssel Rinderhackfleisch, Dijon-Senf, Worcestershire-Sauce, Sojasauce, gehackte rote Zwiebeln, frische Petersilie, Salz und Pfeffer vermischen. Stellen Sie sicher, dass Sie alle Zutaten gut vermischen. Teilen Sie das gewürzte Fleisch in zwei gleiche Portionen und formen Sie diese auf der Oberfläche der Servierteller zu zwei flachen Scheiben. Machen Sie mit der Rückseite eines Löffels eine kleine Vertiefung in der Mitte jeder Fleischscheibe. In die Mitte jeder Mulde ein frisches Eigelb geben. Garnieren Sie das Tatar mit einer Prise gehackter frischer Petersilie und etwas Salz und Pfeffer nach Geschmack. Servieren Sie das Rindertatar mit Eigelb zu Toast oder Croutons, damit die Gäste das gewürzte Fleisch darauf verteilen können.

CURRY-HÜHNEN-SPIESSE

Zubereitungszeit: 15 Minuten

Kochzeit: 10/15 Minuten

Zutaten

(für 4 Personen):

2 Hähnchenbrüste, in Würfel geschnitten

2 Esslöffel Olivenöl

2 Esslöffel Currypulver

Saft von 1 Zitrone

Salz und Pfeffer nach Geschmack

8 x Spießstangen

Vorbereitung:

In einer Schüssel Olivenöl, Currypulver, Zitronensaft, Salz und Pfeffer vermischen. Die Hähnchenwürfel zur Marinade geben und gut vermischen, damit sie gleichmäßig bedeckt sind. Mindestens 30 Minuten marinieren lassen, wenn Sie mehr Zeit haben, können Sie das Hähnchen für einen intensiveren Geschmack auch mehrere Stunden marinieren lassen. Heizen Sie Ihren Grill oder Barbecue auf mittelhoch vor. Die marinierten Hähnchenwürfel auf die Spieße stecken und gleichmäßig verteilen. Die Hähnchenspieße 10–15 Minuten grillen, dabei gelegentlich wenden, bis sie gut gegart und leicht gebräunt sind. Nach dem Garen servieren Sie die heißen Hähnchen-Curry-Spieße als Vorspeise mit einer Soße Ihrer Wahl.

CROSTINI MIT FLEISCHPATTE

Zubereitungszeit: 10 Minuten

Kochzeit: 15/20 Minuten

Zutaten

(für ca. 8 Croutons):

200 g Hackfleisch

1 kleine Zwiebel, fein gehackt

1 Knoblauchzehe, fein gehackt

2 Esslöffel Olivenöl

2 Esslöffel Tomatenmark

1 Teelöffel süßer Paprika

Salz und Pfeffer nach Geschmack

Toast oder Crostini zum Servieren

Vorbereitung:

In einer Pfanne das Olivenöl bei mittlerer Hitze erhitzen. Die gehackte Zwiebel und den Knoblauch dazugeben und einige Minuten kochen, bis sie weich und glasig sind. Geben Sie das Hackfleisch in die Pfanne und kochen Sie es, bis es vollständig gegart und gebräunt ist. Achten Sie darauf, beim Garen eventuelle Fleischklumpen aufzubrechen. Tomatenmark und süßes Paprikapulver zum Hackfleisch geben. Gut vermischen, um die Zutaten einzuarbeiten. Die Fleischpastete bei mittlerer Hitze weitere 5 Minuten garen, dabei gelegentlich umrühren. Stellen Sie sicher, dass alle Zutaten gut vermischt sind und die Pastete gut gewürzt ist. Fügen Sie nach Ihrem Geschmack Salz und Pfeffer hinzu. Toasten Sie Brot oder machen Sie Croutons. Die Fleischpastete großzügig auf den Croutons oder dem Toast verteilen. Servieren Sie die Crostini mit Fleischpastete als Vorspeise oder Vorspeise.

SCHWEINEPINCHOS MIT CHILI-SAUCE

Zubereitungszeit: 15 Minuten

Kochzeit: 10/15 Minuten

Zutaten

(für 4 Personen):

500 g gewürfeltes Schweinefleisch

1 Esslöffel Olivenöl

1 Esslöffel geräuchertes Paprikapulver

1 Teelöffel Knoblauchpulver

Salz und Pfeffer nach Geschmack, 8 Spieße

Für die Chilisauce:

2 scharfe rote Chilischoten

2 Esslöffel Olivenöl

Saft einer Zitrone, Salz nach Geschmack

Vorbereitung:

Heizen Sie Ihren Grill oder Barbecue auf mittelhoch vor. In einer Schüssel die Schweinefleischwürfel mit Olivenöl, geräuchertem Paprika, Knoblauchpulver, Salz und Pfeffer vermischen. Gut vermischen, um das Fleisch gleichmäßig zu bedecken. Die gewürzten Schweinefleischwürfel auf Spieße stecken und gleichmäßig verteilen. Grillen Sie die Schweinefleisch-Pinchos 10–15 Minuten lang und wenden Sie sie dabei gelegentlich, bis sie gut gegart und leicht gebräunt sind. In der Zwischenzeit die Chilisauce zubereiten. Die scharfen roten Chilischoten fein hacken und in eine Schüssel geben. Olivenöl, Zitronensaft und Salz hinzufügen. Gut vermischen, um die Zutaten zu kombinieren. Nach dem Garen die Schweinefleisch-Pinchos heiß mit der Chilisauce als Gewürz oder Dip-Sauce servieren.

POCHIERTE EIER MIT

KNUSPRIGER SPECK

Zubereitungszeit: 10 Minuten

Kochzeit: 10 Minuten

Zutaten

(für 2 Personen):

4 Eier

4 Scheiben Speck

1 Esslöffel Weißweinessig

Salz und Pfeffer nach Geschmack

Gehackte frische Petersilie

zum Garnieren (optional)

Vorbereitung:

Den Speck in einer beschichteten Pfanne bei mittlerer bis hoher Hitze knusprig braten.

Auf saugfähigem Papier abtropfen lassen, um überschüssiges Fett zu entfernen. Füllen Sie einen Topf mit Wasser und bringen Sie es zum Kochen. Den Weißweinessig und eine Prise Salz hinzufügen. Schlagen Sie ein Ei vorsichtig in eine separate Tasse auf. Mit einem Löffel einen Wirbel im kochenden Wasser erzeugen und das Ei in die Mitte des Wirbels gießen. Wiederholen Sie den Vorgang nacheinander mit den anderen Eiern. Pochieren Sie die Eier etwa 34 Minuten lang, bis das Eigelb noch weich, aber fest ist. Nehmen Sie die Eier mit einem Schaumlöffel vorsichtig aus dem kochenden Wasser und legen Sie sie auf saugfähiges Papier, um überschüssiges Wasser zu entfernen. Die knusprigen Speckscheiben auf einem Servierteller anrichten. Die pochierten Eier darauf legen. Die Eier mit Salz und Pfeffer abschmecken. Nach Belieben mit etwas gehackter frischer Petersilie garnieren. Pochierte Eier mit knusprigem Speck servieren.

TRUTHAHNHÄPPCHEN MIT JOGHURT UND KNOBLAUCHSOSSE

Zubereitungszeit: 15 Minuten

Kochzeit: 10/15 Minuten

Zutaten

(für 4 Personen):

500 g Putennuggets

2 Esslöffel Olivenöl, Saft von 1 Zitrone

2 Knoblauchzehen, fein gehackt

1 Teelöffel getrockneter Oregano

Salz und Pfeffer nach Geschmack

Für die Joghurt-Knoblauch-Sauce:

200 g griechischer Joghurt, 1 Knoblauchzehe, gehackt

Gehackte frische Petersilie nach Geschmack

Mit Salz und Pfeffer abschmecken. Saft einer halben Zitrone

Vorbereitung:

In einer Schüssel Olivenöl, Zitronensaft, gehackten Knoblauch, getrockneten Oregano, Salz und Pfeffer vermischen. Geben Sie die Putenfilets in die Marinade und vermengen Sie sie gut, damit sie gleichmäßig bedeckt sind. Mindestens 30 Minuten marinieren lassen, wenn Sie mehr Zeit haben, können Sie den Truthahn für einen intensiveren Geschmack auch mehrere Stunden marinieren lassen. Eine Pfanne oder einen Grill bei mittlerer bis hoher Hitze vorheizen. Die Putenstücke unter gelegentlichem Wenden 10–15 Minuten garen, bis sie gut gegart und goldbraun sind. In der Zwischenzeit die Joghurt-Knoblauch-Sauce zubereiten. In einer Schüssel griechischen Joghurt, gehackten Knoblauch, Zitronensaft, gehackte frische Petersilie, Salz und Pfeffer vermischen. Gut umrühren, um die Zutaten zu kombinieren. Sobald die Putenstücke gar sind, heiß servieren, zusammen mit der Joghurt-Knoblauch-Sauce als Würze.

THUNFISCHSALAT MIT OLIVEN UND TOMATEN

Zubereitungszeit: 10 Minuten

Zutaten

(für 4 Personen):

2 Dosen Thunfisch aus der Dose, abgetropft

200 g Kirschtomaten, halbiert

100 g schwarze Oliven, entkernt

1 rote Zwiebel, in dünne Scheiben geschnitten

Gehackte frische Petersilie nach Geschmack

Saft von 1 Zitrone

3 Esslöffel Olivenöl

Salz und Pfeffer nach Geschmack

Vorbereitung:

In einer Schüssel den Thunfisch aus der Dose mit einer Gabel zerbröseln. Fügen Sie die halbierten Kirschtomaten, die entkernten schwarzen Oliven und die in Scheiben geschnittene rote Zwiebel hinzu. Mischen Sie die Zutaten vorsichtig. Den Thunfischsalat mit gehackter frischer Petersilie, Zitronensaft, Olivenöl, Salz und Pfeffer würzen. Gut umrühren, um die Zutaten zu vermischen und sicherzustellen, dass der Salat gut gewürzt ist. Den Thunfischsalat mit Oliven und Kirschtomaten servieren.

WURST-FLEISCHBÄLLCHEN MIT MARINARA-SAUCE

Zubereitungszeit: 15 Minuten

Kochzeit: 20/25 Minuten

Zutaten

(für 4 Personen):

500 g frische Wurst, ohne Haut

1 Ei, 100 g Semmelbrösel

100 g geriebener Parmesankäse

2 Esslöffel gehackte frische Petersilie

1/2 Teelöffel Knoblauchpulver

Salz und Pfeffer nach Geschmack

Olivenöl zum Kochen

Für die Marinara-Sauce:

2 Tassen Tomatenpüree

1 Knoblauchzehe, fein gehackt

1/2 Teelöffel getrockneter Oregano

Salz und Pfeffer nach Geschmack

Vorbereitung:

Brechen Sie die frische Wurst in einer Schüssel auf und zerbröseln Sie sie. Ei, Semmelbrösel, geriebenen Käse, gehackte Petersilie, Knoblauchpulver, Salz und Pfeffer hinzufügen. Mischen Sie die Zutaten gut, bis Sie eine homogene Mischung erhalten. Aus der Wurstmasse runde Fladen formen und auf einem Teller anrichten. Eine Pfanne mit etwas Olivenöl bei mittlerer bis hoher Hitze vorheizen. Die Würstchen in die Pfanne geben und etwa 10–12 Minuten garen.

Gelegentlich wenden, bis sie gut gegart und von allen Seiten goldbraun sind. In der Zwischenzeit die Marinara-Sauce zubereiten. In einem Topf das Tomatenpüree zusammen mit dem gehackten Knoblauch, Oregano, Salz und Pfeffer erhitzen. Bei mittlerer Hitze 57 Minuten kochen, bis die Sauce durchgewärmt ist und sich die Aromen vermischen. Geben Sie die Wurstfleischbällchen mit der Marinara-Sauce in die Pfanne und lassen Sie sie weitere 5 bis 10 Minuten bei mittlerer bis niedriger Hitze kochen, damit sie aromatisiert werden und sich mit der Sauce vermischen. Als Vorspeise servieren Sie Wurstpastetchen mit Marinara-Sauce.

AUBERGINENRÖLLCHEN MIT SCHINKEN UND KÄSE

Zubereitungszeit: 15 Minuten

Kochzeit: 20/25 Minuten

Zutaten

(für 4 Personen):

2 große Auberginen

8 Scheiben Rohschinken

200 g geschnittener Käse

2 Tassen Marinara-Sauce

Olivenöl zum Kochen

Salz und Pfeffer nach Geschmack

Vorbereitung:

Schneiden Sie die Auberginen der Länge nach in dünne, etwa einen halben Zentimeter dicke Scheiben.

Erhitzen Sie einen Grill oder eine beschichtete Pfanne bei mittlerer bis hoher Hitze. Die Auberginenscheiben mit etwas Olivenöl bestreichen und etwa 23 Minuten pro Seite grillen, bis sie zart und leicht gebräunt sind. Während des Kochens Salz und Pfeffer hinzufügen. Nehmen Sie eine Scheibe gegrillte Aubergine und legen Sie sie auf ein Schneidebrett. Eine Scheibe Rohschinken und eine Scheibe Käse darauf legen. Rollen Sie die Aubergine um Schinken und Käse herum, sodass eine Rolle entsteht. Wiederholen Sie den Vorgang mit den anderen Auberginenscheiben. Die Auberginenröllchen auf ein leicht mit Olivenöl gefettetes Backblech legen. Gießen Sie die Marinara-Sauce über die Oberfläche der Auberginenröllchen. Die Pfanne im vorgeheizten Backofen bei 180 °C backen und die Auberginenröllchen etwa 15–20 Minuten garen, bis der Käse schmilzt und die Soße heiß wird. Als Vorspeise servieren Sie die Auberginenröllchen mit Schinken und Käse.

LACHS MARINIERTER MIT AROMATISCHEN KRÄUTERN

Zubereitungszeit: 10 Minuten

(Marinieren: 30/60 Minuten)

Zutaten

(für 4 Personen):

500 g Lachsfilet

frisch, ohne Haut

Saft von 2 Zitronen

Abgeriebene Schale von 1 Zitrone

2 Esslöffel frische Kräuter

gehackt (zum Beispiel Petersilie, Basilikum, Schnittlauch)

2 Esslöffel Olivenöl

Salz und Pfeffer nach Geschmack

Vorbereitung:

Das Lachsfilet in dünne Scheiben schneiden und auf einem Servierteller anrichten. In einer Schüssel Zitronensaft, abgeriebene Zitronenschale, gehackte Kräuter, Olivenöl, Salz und Pfeffer vermischen. Mischen Sie die Zutaten gut, um eine Marinade zu erhalten. Gießen Sie die Marinade über die Lachsscheiben und achten Sie darauf, dass sie von allen Seiten gut bedeckt sind. Decken Sie die Form mit Frischhaltefolie ab und lassen Sie sie mindestens 30/60 Minuten im Kühlschrank marinieren, damit der Lachs die Aromen der Kräuter und der Zitrone annimmt. Nach dem Marinieren können Sie den in Kräutern marinierten Lachs als Vorspeise servieren und mit einigen gehackten frischen Kräutern und dünnen Zitronenscheiben garnieren.

VORSPEISE AUS BRESAOLA- MIT RUCOLA UND GRANA-FLOCKEN

Zubereitungszeit: 10 Minuten

Zutaten

(für 4 Personen):

200 g dünn geschnittene Bresaola

2 Handvoll frischer Rucola

100 g Parmesanflocken

Saft von 1 Zitrone

Extra natives Olivenöl nach Geschmack

Salz und Pfeffer nach Geschmack

Vorbereitung:

Nehmen Sie einzelne Teller oder einen
Servierteller und ordnen Sie die Bresaola-
Scheiben dekorativ an. Den Rucola
gleichmäßig auf den Bresaolascheiben
verteilen. Die Parmesanflocken zum Rucola
geben. Den Zitronensaft über die Vorspeise
pressen und mit nativem Olivenöl extra
beträufeln. Fügen Sie nach Ihrem
Geschmack Salz und Pfeffer hinzu. Servieren
Sie die Bresaola-Vorspeise mit Rucola und
Parmesanflocken als ersten Gang oder als
leichte Vorspeise.

OFENGRATINIERTE AUSTERN

Zubereitungszeit: 15 Minuten

Kochzeit: 10/12 Minuten

Zutaten

(für 4 Personen):

12 frische Austern

2 Esslöffel geschmolzene Butter

1 Knoblauchzehe, fein gehackt

1/4 Tasse Semmelbrösel

100 g geriebener Parmesankäse

Gehackte frische Petersilie nach Geschmack

Salz und Pfeffer nach Geschmack

Zitronenscheiben zum Garnieren

Vorbereitung:

Den Backofen auf 220°C vorheizen. Schälen Sie die Austern aus der Schale und achten Sie dabei darauf, eventuell austretenden Saft aufzufangen und aufzubewahren. In einer Schüssel zerlassene Butter, gehackten Knoblauch, Semmelbrösel, geriebenen Käse, gehackte Petersilie, Salz und Pfeffer vermischen. Gut vermischen, bis eine kompakte Paste entsteht. Legen Sie die Austern auf den Rost eines hitzebeständigen Ofens oder auf ein leicht gefettetes Backblech. Bedecken Sie jede Auster mit einem großzügigen Teelöffel der Semmelbrösel-Käse-Mischung. Die gratinierten Austern 10–12 Minuten im Ofen backen, bis die Oberfläche goldbraun und knusprig ist. Aus dem Ofen nehmen und die gratinierten Austern heiß servieren, garniert mit Zitronenscheiben.

GEFÜLLTE KARTOFFELN MIT SPECK UND KÄSE

Zubereitungszeit: 15 Minuten

Kochzeit: 1 Stunde

Zutaten

(für 4 Personen):

4 große Kartoffeln

100g Speck, in Würfel schneiden

1/2 Tasse geriebener Käse

1/4 Tasse Sahne

2 Esslöffel geschmolzene Butter

Gehackte Petersilie nach Geschmack, Salz und Pfeffer nach Geschmack

Vorbereitung:

Den Backofen auf 200°C vorheizen. Die Kartoffeln gut waschen und trocknen. Machen Sie tiefe Schnitte entlang der Oberseite jede Kartoffel. Wickeln Sie die Kartoffeln in Folie ein und legen Sie sie auf ein Backblech. Im Ofen etwa 45/50 Minuten garen, bis die Kartoffeln weich sind. In der Zwischenzeit den Speck in einer Pfanne bei mittlerer Hitze knusprig braten. Auf saugfähigem Papier abtropfen lassen, um überschüssiges Öl zu entfernen. Die Kartoffeln aus dem Ofen nehmen und etwas abkühlen lassen. Schneiden Sie den oberen Teil der Kartoffeln ab und leeren Sie das Fruchtfleisch vorsichtig in eine Schüssel. Das Kartoffelmark mit einer Gabel zerdrücken und den geriebenen Käse, die Kochsahne, den knusprigen Speck, die zerlassene Butter, die gehackte Petersilie, Salz und Pfeffer hinzufügen. Alle Zutaten gut vermischen, bis eine homogene Masse entsteht. Die Kartoffeln mit der Speck-Käse-Mischung füllen und gut andrücken. Legen Sie die gefüllten Kartoffeln zurück in das Backblech und garen Sie sie weitere 10/15 Minuten im Ofen, bis die Oberfläche goldbraun ist. Aus dem Ofen nehmen und die mit Speck und Käse gefüllten Kartoffeln heiß servieren.

HÜHNERSALAT MIT GURKEN UND AVOCADO

Zubereitungszeit: 15 Minuten

Zutaten

(für 4 Personen):

2 gekochte Hähnchenbrüste, in Würfel geschnitten

1 Gurke, in dünne Scheiben schneiden

1 reife Avocado, in Würfel geschnitten

1 Tasse Kirschtomaten, halbiert

1/4 rote Zwiebel, in dünne Scheiben geschnitten

Saft von 1 Zitrone

2 Esslöffel Olivenöl

Gehackte frische Petersilie nach Geschmack

Salz und Pfeffer nach Geschmack

Vorbereitung:

In einer großen Schüssel das gewürfelte
Hähnchen, die geschnittenen Gurken, die
gewürfelte Avocado, die halbierten
Kirschtomaten und die geschnittenen roten
Zwiebeln vermischen. In einer kleinen
Schüssel Zitronensaft, Olivenöl, gehackte
frische Petersilie, Salz und Pfeffer
vermischen. Gießen Sie diese Vinaigrette
über die Hühnchen-Gemüse-Mischung und
rühren Sie vorsichtig um, um die Zutaten gut
zu vermischen. Lassen Sie den Hühnersalat
mit Gurke und Avocado vor dem Servieren
mindestens 30 Minuten im Kühlschrank
ruhen, damit sich die Aromen gut
vermischen. Den leichten Hühnersalat
servieren. Sie können mit etwas gehackter
frischer Petersilie garnieren.

SCHINKEN- UND KÄSEFLADEN

Zubereitungszeit: 10 Minuten

Kochzeit: 20/25 Minuten

Zutaten

(für 4 Personen):

8 Scheiben Rohschinken

200 g Käse (Mozzarella,

Provolone oder Cheddar), in Würfel
schneiden

4 Eier, 1/2 Tasse Milch

Salz und Pfeffer nach Geschmack

Olivenöl zum Einfetten der Formen

Vorbereitung:

Den Backofen auf 180°C vorheizen. Nehmen
Sie einige Souffléformen oder einzelne
Backförmchen und fetten Sie die Innenseite
leicht mit Olivenöl ein.

Jede Form mit 2 Scheiben Schinken
auslegen, sodass sich die Scheiben
überlappen und die Innenfläche der Form
vollständig bedecken. Legen Sie ein paar
Käsewürfel in jede mit Schinken ausgelegte
Form. In einer Schüssel die Eier mit Milch,
Salz und Pfeffer verquirlen. Gießen Sie diese
Mischung vorsichtig in die Formen und
verteilen Sie sie gleichmäßig auf den
Käsewürfeln. Legen Sie die Formen auf ein
Backblech und backen Sie sie 20/25 Minuten
lang im vorgeheizten Ofen, oder bis die
Schinken- und Käseflans geschwollen und an
der Oberfläche goldbraun sind. Nehmen Sie
die Flans aus dem Ofen und lassen Sie sie
etwas abkühlen, bevor Sie sie aus den
Formen nehmen. Servieren Sie die Schinken-
Käse-Flans mit einem frischen grünen Salat
oder gegrilltem Gemüse.

REZEPTE
ERSTEN GÄNGE

SPAGHETTI CARBONARA

Zubereitungszeit: 10 Minuten

Kochzeit: 10/12 Minuten

Zutaten

(für 4 Personen):

400 g Spaghetti

200 g Speck oder Speck

geräuchert, in Würfel geschnitten

4 Eigelb

100 g Pecorino-Käse

geriebener Romano

Salz nach Geschmack

Frisch gemahlener schwarzer Pfeffer nach Geschmack

Vorbereitung:

Bringen Sie zunächst einen Topf mit Salzwasser zum Kochen. Die Spaghetti nach Packungsanweisung al dente kochen. In der Zwischenzeit den Speck oder die Speckwürfel in einer großen Pfanne bei mittlerer bis hoher Hitze goldbraun und knusprig anbraten. Nehmen Sie die Pfanne vom Herd. In einer Schüssel das Eigelb mit dem geriebenen Pecorino Romano-Käse verquirlen. Eine großzügige Prise schwarzen Pfeffer hinzufügen und gut vermischen. Die Spaghetti al dente abtropfen lassen, dabei etwas Kochwasser auffangen. Die Spaghetti mit dem Speck oder Speck in die Pfanne geben und gut vermischen, um sie mit dem Fleischfett zu würzen.

Nehmen Sie die Pfanne vom Herd und geben Sie die Ei-Käse-Mischung hinzu. Rühren Sie dabei kräftig um, um die Zutaten zu vermischen. Fügen Sie etwas Spaghetti-Kochwasser hinzu, wenn die Nudeln zu trocken sind. Stellen Sie sicher, dass die Eier-Käse-Sauce eingedickt ist und die Spaghetti gut bedeckt. Servieren Sie die Spaghetti Carbonara heiß, garniert mit einer Prise geriebenem Pecorino Romano-Käse und frisch gemahlenem schwarzem Pfeffer.

LASAGNE BOLOGNESE

Zubereitungszeit: 30 Minuten

Kochzeit: 45 Minuten

Zutaten

(für 4 Personen):

12 Blätter Lasagne-Nudeln

500 g Hackfleisch

(gemischtes Rind- und Schweinefleisch)

1 Zwiebel, fein gehackt

2 Knoblauchzehen, fein gehackt

400 g Tomatenmark

2 Esslöffel Tomatenmark

1/2 Tasse Rotwein 1 Tasse Milch

1/2 Tasse Rinderbrühe

50 g Butter, 50 g Mehl

200 g geriebener Parmesankäse

Salz und Pfeffer nach Geschmack

Muskatnuss nach Geschmack

Vorbereitung:

Beginnen Sie mit der Zubereitung des Bolognese-Ragù. In einer großen Pfanne die Zwiebel und den Knoblauch mit etwas Olivenöl anbraten, bis sie glasig sind. Geben Sie das Hackfleisch in die Pfanne und kochen Sie es, bis es gut gebräunt ist und keine Flüssigkeit mehr enthält. Tomatenmark, Tomatenmark und Rotwein hinzufügen. Gut vermischen und bei mittlerer bis niedriger Hitze etwa 15–20 Minuten kochen lassen, bis der Ragù eingedickt ist. Milch und Fleischbrühe zum Ragù geben. Gut vermischen und weitere 10 Minuten kochen lassen. Mit Salz, Pfeffer und Muskatnuss abschmecken. Beiseite legen Bolognese-Ragù. In einer separaten Pfanne die Béchamelsauce zubereiten. Die Butter bei mittlerer Hitze schmelzen, dann das Mehl hinzufügen und kräftig verrühren, bis eine Mehlschwitze entsteht. Nach und nach die

Milch hinzufügen und dabei ständig umrühren, um Klumpen zu vermeiden. Weiterrühren, bis die Béchamelsauce eindickt. Fügen Sie etwa 1/4 Tasse geriebenen Käse hinzu und rühren Sie, bis er vollständig geschmolzen ist. Die Béchamelsauce beiseite stellen. Den Backofen auf 180°C vorheizen. Beginnen Sie mit dem Zusammenstellen der Lasagne in einer rechteckigen Backform. Beginnen Sie mit einer Schicht Bolognese-Sauce, gefolgt von einem Blatt Lasagne-Nudeln und dann einer Schicht Bechamelsauce. Fahren Sie abwechselnd mit den Schichten fort, bis Ihnen die Zutaten ausgehen, und geben Sie abschließend eine Schicht Béchamelsauce und eine großzügige Prise geriebenen Käse darüber. Decken Sie die Pfanne mit Folie ab und backen Sie sie etwa 30 Minuten lang. Die Folie entfernen und weitere 10/15 Minuten garen, bis die Oberfläche goldbraun und knusprig ist. Aus dem Ofen nehmen und die Lasagne vor dem Servieren einige Minuten ruhen lassen.

GNOCCHI MIT FLEISCHSAUCE

Zubereitungszeit: 10 Minuten

Kochzeit: 30 Minuten

Zutaten

(für 4 Personen):

500 g Gnocchi

400 g Hackfleisch

(gemischtes Rind- und Schweinefleisch)

1 Zwiebel, fein gehackt

2 Knoblauchzehen, fein gehackt

400 g Tomatenmark

2 Esslöffel Tomatenmark

1/2 Tasse Rotwein

1/2 Tasse Rinderbrühe

2 Esslöffel Olivenöl

Salz und Pfeffer nach Geschmack

Geriebener Käse zum Garnieren

Gehackte frische Petersilie zum Garnieren (optional)

Vorbereitung:

Beginnen Sie mit der Zubereitung der Fleischsoße. In einer Pfanne das Olivenöl bei mittlerer Hitze erhitzen und die Zwiebel und den Knoblauch hinzufügen. Sautieren, bis es durchscheinend ist. Geben Sie das Hackfleisch in die Pfanne und kochen Sie es, bis es gut gebräunt ist und keine Flüssigkeit mehr enthält. Tomatenmark, Tomatenmark und Rotwein hinzufügen.

Gut vermischen und bei mittlerer bis niedriger Hitze etwa 15–20 Minuten kochen lassen, bis der Ragù eingedickt ist. Die Fleischbrühe zum Ragù geben und weitere 5 Minuten kochen lassen. Mit Salz und Pfeffer abschmecken. In der Zwischenzeit einen Topf mit Salzwasser zum Kochen bringen. Die Gnocchi nach Packungsanweisung al dente kochen. Die Gnocchi abtropfen lassen und zur Fleischsoße geben. Vorsichtig mischen, damit sie mit dem Ragù aromatisiert werden. Die Gnocchi mit Ragù heiß servieren, nach Belieben mit geriebenem Käse und gehackter frischer Petersilie garnieren.

LINSENSUPPE MIT WURST

Zubereitungszeit: 10 Minuten

Kochzeit: 40/50 Minuten

Zutaten

(für 46 Personen):

250 g getrocknete Linsen

2 Würstchen, geschält und zerbröckelt

1 Zwiebel, fein gehackt

2 Karotten, gewürfelt

2 Stangen Sellerie, gewürfelt

2 Knoblauchzehen, fein gehackt

1 Lorbeerblatt

1 Liter Gemüsebrühe oder Fleischbrühe

2 Esslöffel Olivenöl

Salz und Pfeffer nach Geschmack

Gehackte frische Petersilie zum Garnieren

Vorbereitung:

Spülen Sie zunächst die Linsen unter fließendem Wasser ab und rühren Sie um. In einem großen Topf das Olivenöl bei mittlerer Hitze erhitzen und die Zwiebel, Karotten, Sellerie und Knoblauch hinzufügen. Anbraten, bis das Gemüse weich wird. Die zerbröckelte Wurst in den Topf geben und kochen, bis sie gut gebräunt ist. Linsen, Lorbeerblatt und Gemüsebrühe oder Rinderbrühe hinzufügen. Zum Kochen bringen, dann die Hitze auf mittlere bis niedrige Stufe reduzieren, die Pfanne abdecken und etwa 30/40 Minuten kochen lassen, bis die Linsen weich und zart sind. Mit Salz und Pfeffer abschmecken. Das Lorbeerblatt aus der Suppe nehmen und heiß servieren, garniert mit gehackter frischer Petersilie.

RISOTTO MILANESE MIT OSSOBUCO

Zubereitungszeit: 15 Minuten

Kochzeit: 1 Stunde und 30 Minuten

Zutaten

(für 4 Personen):

320 g Carnaroli- oder Arborio-Reis

4 Kalbs-Ossobucco

1 Zwiebel, fein gehackt

2 Knoblauchzehen, fein gehackt

1/2 Tasse trockener Weißwein

1,5 l Fleischbrühe

Safranstempel (ein Beutel)

50 g Butter, Salz und Pfeffer nach Geschmack

50 g geriebener Parmesankäse

Vorbereitung:

Beginnen Sie mit der Zubereitung des Ossobuco. In einem großen Topf etwas Olivenöl erhitzen und die Zwiebel und den Knoblauch hinzufügen. Sautieren, bis es durchscheinend ist. Die Haxen in die Pfanne geben und von beiden Seiten goldbraun anbraten. Den Weißwein hinzufügen und einige Minuten verdampfen lassen. Geben Sie die Rinderbrühe in den Topf, decken Sie ihn mit einem Deckel ab und lassen Sie ihn bei schwacher Hitze etwa 1 Stunde und 15 Minuten kochen, bis das Fleisch zart ist und sich leicht von den Knochen löst. In der Zwischenzeit das Risotto zubereiten. In einem separaten Topf die Butter bei mittlerer Hitze schmelzen. Den Reis dazugeben und einige Minuten unter ständigem Rühren rösten. Eine Kelle heiße Brühe zum Reis geben und rühren, bis die Brühe absorbiert ist.

Fügen Sie unter ständigem Rühren nach und nach die Brühe hinzu, bis der Reis al dente und cremig ist. Dies sollte etwa 15/20 Minuten dauern. Den Safran zum Risotto geben und gut vermischen, um ihn gleichmäßig zu verteilen. Das Ossobuco aus dem Topf nehmen, den Knochen entfernen und das Fleisch in Scheiben oder Stracciatella schneiden. Das Osso-Buco-Fleisch zum Risotto geben und vorsichtig vermischen. Den geriebenen Käse zum Risotto geben und rühren, bis er vollständig geschmolzen ist. Mit Salz und Pfeffer abschmecken. Servieren Sie das Mailänder Risotto mit scharfem Ossobuco, garniert mit einer Prise geriebenem Käse.

PENNE ALL'ARRABBIATA MIT SPECK

Zubereitungszeit: 10 Minuten

Kochzeit: 20 Minuten

Zutaten

(für 4 Personen):

320 g Penne

200 g geräucherter Speck,

in Würfel schneiden

1 Zwiebel, fein gehackt

2 Knoblauchzehen, fein gehackt

400 g geschälte Tomaten

1/2 Tasse trockener Weißwein

Frische Chilischote, gehackt

Olivenöl nach Geschmack Salz nach Geschmack

Gehackte frische Petersilie zum Garnieren

Vorbereitung:

Beginnen Sie mit der Zubereitung der Arababiata-Sauce. In einer großen Pfanne etwas Olivenöl erhitzen und den Speck hinzufügen. Kochen Sie es, bis es goldbraun und knusprig ist. Zwiebel und Knoblauch in die Pfanne geben und glasig dünsten. Die geschälten Tomaten in die Pfanne geben und mit einer Gabel leicht zerdrücken. Nach Geschmack Weißwein und Chili hinzufügen. Bei mittlerer bis niedriger Hitze etwa 15–20 Minuten kochen lassen, bis die Sauce eingedickt ist. In der Zwischenzeit einen Topf mit Salzwasser zum Kochen bringen und die Penne nach Packungsanleitung al dente kochen. Die Penne abtropfen lassen und mit der Arababiata-Sauce in die Pfanne geben. Gut vermischen, um sie mit der Soße zu würzen. Servieren Sie die Penne all'Arrabbiata heiß und garniert mit frisch gehackter Petersilie.

CANNELLONI GEFÜLLT MIT FLEISCH

Zubereitungszeit: 20 Minuten

Kochzeit: 30/35 Minuten

Zutaten

(für 4 Personen):

12 getrocknete Cannelloni

300g Hackfleisch

1 Zwiebel, fein gehackt

2 Knoblauchzehen, fein gehackt

400 g Tomatenmark

2 Esslöffel Tomatenmark

1/2 Tasse Rotwein

1 Tasse Bechamel

1/2 Tasse geriebener Parmesankäse

2 Esslöffel Olivenöl

Salz und Pfeffer nach Geschmack

Gehackte frische Petersilie zum Garnieren

Vorbereitung:

Beginnen Sie mit der Zubereitung der Fleischfüllung. In einer Pfanne das Olivenöl bei mittlerer Hitze erhitzen und die Zwiebel und den Knoblauch hinzufügen. Sautieren, bis es durchscheinend ist. Geben Sie das Hackfleisch in die Pfanne und kochen Sie es, bis es gut gebräunt ist und keine Flüssigkeit mehr enthält. Tomatenmark, Tomatenmark und Rotwein hinzufügen. Gut vermischen und bei mittlerer Hitze etwa 15–20 Minuten kochen lassen, bis die Sauce eingedickt ist. Mit Salz und Pfeffer abschmecken. In der Zwischenzeit einen Topf mit Salzwasser zum Kochen bringen und die Cannelloni nach Packungsanweisung garen.

bis sie al dente sind. Die Cannelloni
abtropfen lassen und etwas abkühlen lassen.
Füllen Sie sie mit der vorbereiteten
Fleischfüllung. Den Backofen auf 180°C
vorheizen. Bereiten Sie eine rechteckige
Backform vor und verteilen Sie eine Schicht
Béchamelsauce auf dem Boden. Legen Sie
die gefüllten Cannelloni auf das Backblech
und ordnen Sie sie in einer einzigen Schicht
an. Die restliche Béchamelsauce über die
Cannelloni gießen und den geriebenen Käse
darüber streuen. Etwa 15–20 Minuten
backen, bis der Käse goldbraun und
knusprig ist. Aus dem Ofen nehmen und die
Cannelloni vor dem Servieren einige
Minuten ruhen lassen. Vor dem Servieren
mit frisch gehackter Petersilie bestreuen.

TAGLIATELLE MIT EBERSAUCE

Zubereitungszeit: 15 Minuten

Kochzeit: 1 Stunde und 30 Minuten

Zutaten

(für 4 Personen):

320 g Tagliatelle

500 g gehacktes Wildschweinfleisch

1 Zwiebel, fein gehackt

2 Knoblauchzehen, fein gehackt

400 g Tomatenmark

2 Esslöffel Tomatenmark

1/2 Tasse Rotwein

2 Esslöffel Olivenöl

Salz und Pfeffer nach Geschmack

Gehackte frische Petersilie zum Garnieren

Vorbereitung:

Beginnen Sie mit der Zubereitung des Wildschweinragouts. In einem großen Topf das Olivenöl bei mittlerer Hitze erhitzen und die Zwiebel und den Knoblauch hinzufügen. Sautieren, bis es durchscheinend ist. Das gehackte Wildschweinfleisch in den Topf geben und kochen, bis es gut gebräunt ist und keine Flüssigkeit mehr enthält. Tomatenmark, Tomatenmark und Rotwein hinzufügen. Gut vermischen und bei mittlerer Hitze etwa 1 Stunde und 30 Minuten kochen lassen, bis der Ragù eingedickt ist. Mit Salz und Pfeffer abschmecken. In der Zwischenzeit einen Topf mit Salzwasser zum Kochen bringen und die Tagliatelle nach Packungsanleitung al dente kochen. Die Tagliatelle abtropfen lassen und mit dem vorbereiteten Wildschweinragout würzen. Die Tagliatelle mit Wildschweinragout heiß servieren, garniert mit frisch gehackter Petersilie.

BOHNENSUPPE MIT SCHINKEN

Zubereitungszeit: 10 Minuten

Kochzeit: 1 Stunde und 30 Minuten

Zutaten

(für 4 Personen):

250 g getrocknete Cannellini-Bohnen

100 g Rohschinken, in Würfel geschnitten

1 Zwiebel, fein gehackt

2 Knoblauchzehen, fein gehackt

2 Karotten, in Würfel schneiden

2 Stangen Sellerie, in Würfel geschnitten

1 Lorbeerblatt

1 Liter Gemüsebrühe oder Hühnerbrühe

2 Esslöffel Olivenöl, Salz und Pfeffer nach Geschmack

Gehackte frische Petersilie zum Garnieren

Vorbereitung:

Beginnen Sie mit der Zubereitung der Bohnen. Die getrockneten Bohnen in eine Schüssel geben und mit reichlich kaltem Wasser bedecken. Lassen Sie sie mindestens 8 Stunden oder über Nacht einweichen. Abtropfen lassen und unter fließendem Wasser gut abspülen. In einem großen Topf das Olivenöl bei mittlerer Hitze erhitzen und die Zwiebel und den Knoblauch hinzufügen. Sautieren, bis es durchscheinend ist. Schinken, Karotten und Sellerie in den Topf geben und einige Minuten weitergaren. Geben Sie die eingeweichten Bohnen, das Lorbeerblatt und die Gemüsebrühe oder Hühnerbrühe in den Topf. Zum Kochen bringen, dann die Hitze auf mittlere bis niedrige Stufe reduzieren, den Topf abdecken und etwa 1 Stunde und 30 Minuten köcheln lassen, bis die Bohnen weich und die Suppe eingedickt ist. Mit Salz und Pfeffer abschmecken. Das Lorbeerblatt aus der Suppe nehmen und heiß servieren, garniert mit gehackter frischer Petersilie.

FLEISCHRAVIOLI MIT BUTTER UND SALBEI

Zubereitungszeit: 5 Minuten

Kochzeit: 57 Minuten

Zutaten

(für 4 Personen):

250 g Frischfleischravioli

50 g Butter

Frische Salbeiblätter

Salz nach Geschmack

Geriebener Parmesankäse

Vorbereitung:

Einen Topf mit Salzwasser zum Kochen bringen und die Ravioli nach Packungsanleitung al dente kochen. In der Zwischenzeit die Butter in einer Pfanne bei mittlerer bis niedriger Hitze schmelzen. Geben Sie die Salbeiblätter in die Pfanne und braten Sie sie einige Minuten lang an, bis sie knusprig sind. Die Ravioli abtropfen lassen und mit der Butter und dem Salbei in die Pfanne geben. Vorsichtig umrühren, um die Ravioli mit Butter und Salbei zu überziehen. Die Fleischravioli mit heißer Butter und Salbei servieren und mit geriebenem Käse bestreuen.

GEBACKENE MAKKARONI MIT FLEISCHBÄLLCHEN

Zubereitungszeit: 10 Minuten

Kochzeit: 30/35 Minuten

Zutaten

(für 4 Personen):

350 g Makkaroni 400 g Fleischbällchen

500 ml Tomatensauce

200 g Mozzarella, in Würfel geschnitten

50 g geriebener Käse 2 Esslöffel Olivenöl

Salz und Pfeffer nach Geschmack

Gehackte frische Petersilie zum Garnieren

Vorbereitung:

Beginnen Sie mit der Zubereitung der Fleischbällchen. Wenn Sie gefrorene Fleischbällchen verwenden, befolgen Sie die Anweisungen Anweisungen zum Kochen finden Sie auf der Verpackung. Einen Topf mit Salzwasser zum Kochen bringen und die Makkaroni nach Packungsanleitung al dente kochen. In der Zwischenzeit das Olivenöl bei mittlerer Hitze in einer Pfanne erhitzen und die Tomatensauce hinzufügen. Lassen Sie es einige Minuten lang aufwärmen. Geben Sie die Fleischbällchen mit der Tomatensauce in die Pfanne und lassen Sie sie etwa 10–15 Minuten kochen, bis sie gar sind und die Sauce leicht eingedickt ist. Den Backofen auf 180°C vorheizen. Die Makkaroni abtropfen lassen und auf ein Backblech legen. Die Tomatensauce und die Fleischbällchen über die Makkaroni gießen und gut vermischen, um sie gleichmäßig zu verteilen. Die Mozzarellawürfel auf die Makkaroni geben und mit dem geriebenen Käse bestreuen. Etwa 15/20 Minuten backen, bis der Käse geschmolzen und goldbraun ist. Aus dem Ofen nehmen und vor dem Servieren einige Minuten ruhen lassen. Vor dem Servieren mit frisch gehackter Petersilie bestreuen.

FETTUCCINE ALFREDO MIT HUHN

Zubereitungszeit: 10 Minuten

Kochzeit: 15/20 Minuten

Zutaten

(für 4 Personen):

350 g Fettuccine

300g Hähnchenbrust, in Streifen geschnitten

200 ml Kochsahne

50 g Butter

50 g geriebener Parmesankäse

Salz und Pfeffer nach Geschmack

Gehackte frische Petersilie zum Garnieren

Vorbereitung:

Einen Topf mit Salzwasser zum Kochen bringen und die Fettuccine nach Packungsanleitung al dente kochen. In der Zwischenzeit die Butter in einer Pfanne bei mittlerer Hitze erhitzen. Die Hähnchenstreifen in die Pfanne geben und anbraten, bis sie gut gebräunt und durchgegart sind. Reduzieren Sie die Hitze auf mittlere bis niedrige Stufe und geben Sie die Sahne mit dem Hähnchen in die Pfanne. Gut vermischen und einige Minuten kochen lassen, bis die Sahne erhitzt ist. Den geriebenen Käse in die Pfanne geben und rühren, bis er vollständig geschmolzen ist und eine cremige Sauce entstanden ist. Mit Salz und Pfeffer abschmecken. Die Fettuccine abtropfen lassen und mit der Alfredo-Sauce in die Pfanne geben. Gut vermischen, um die Fettuccine mit der Soße zu überziehen. Servieren Sie die Fettuccine Alfredo mit Hühnchen heiß und garniert mit frisch gehackter Petersilie.

GEMÜSE-MINESTRONE MIT KNUSPRIGEM SPECK

Zubereitungszeit: ca. 15 Minuten

Kochzeit: ca. 25 Minuten

Zutaten

(für 4 Personen):

100 g gewürfelter Räucherspeck

1 mittelgroße Zwiebel, fein gehackt

2 Karotten, gewürfelt

2 Selleriestangen, gewürfelt

2 mittelgroße Kartoffeln, gewürfelt

200 g grüne Bohnen, in kleine Stücke geschnitten

200 g Zucchini, in Würfel geschnitten

400 g geschälte Tomaten, gehackt

1 Liter Gemüsebrühe

Salz und Pfeffer nach Geschmack

Vorbereitung:

In einem großen Topf einen Schuss Olivenöl bei mittlerer Hitze erhitzen. Den Speck dazugeben und knusprig anbraten. Den Speck aus dem Topf nehmen und beiseite stellen. In denselben Topf die Zwiebel, die Karotten und den Sellerie geben. Etwa 5 Minuten kochen lassen oder bis das Gemüse leicht weich wird. Kartoffeln, grüne Bohnen, Zucchini und gehackte geschälte Tomaten in den Topf geben. Die Zutaten gut vermischen. Die Gemüsebrühe in die Pfanne gießen und alles aufkochen lassen. Dann die Hitze reduzieren und etwa 20/25 Minuten köcheln lassen, oder bis das gesamte Gemüse weich ist. Mit Salz und Pfeffer abschmecken. Zum Servieren die Gemüse-Minestrone in einzelne Schüsseln füllen und mit knusprigem Speck und frisch gehackter Petersilie garnieren.

TORTELLINI IN HÜHNERBRÜHE

Zubereitungszeit: ca. 5 Minuten

Kochzeit: ca. 10 Minuten

Zutaten

(für 4 Personen):

250 g Tortellini (wahlweise: Fleisch,

Käse, Spinat usw.)

1 Liter Hühnerbrühe

Frische Petersilie, gehackt (zum Garnieren)

Vorbereitung:

In einem großen Topf die Hühnerbrühe zum Kochen bringen. Die Tortellini in die kochende Brühe geben und nach Packungsanweisung garen. Normalerweise dauert es etwa 7 bis 10 Minuten, aber lesen Sie unbedingt die spezifischen Anweisungen auf der Verpackung der Tortellini, die Sie ausgewählt haben. Sobald die Tortellini gar sind, die Pfanne vom Herd nehmen. Zum Servieren die Tortellini in einzelne Schüsseln aufteilen und die heiße Hühnerbrühe darübergießen. Mit gehackter frischer Petersilie garnieren. Die Zubereitungs- und Garzeiten können je nach Kocherfahrung und den Spezifikationen Ihres Herdes variieren. Ich empfehle daher, die Anweisungen auf der Tortellini-Verpackung zu beachten, um sicherzustellen, dass Sie präzise kochen.

PAPPARDELLE MIT RINDSAUCE

Zubereitungszeit: ca. 15/20 Minuten

Ragu-Kochzeit: ca. 1 Stunde

Zutaten

(für 4 Personen):

300 g frische oder getrocknete Pappardelle

500g Hackfleisch, 1 mittelgroße Zwiebel, fein gehackt, 2 Knoblauchzehen, gehackt

400 g geschälte Tomaten, gehackt

2 Esslöffel Tomatenmark, 1/2 Tasse Rotwein

1 Tasse Rinderbrühe, 2 Esslöffel Olivenöl, Salz und Pfeffer nach Geschmack

Vorbereitung:

In einem großen Topf das Olivenöl bei mittlerer Hitze erhitzen. Zwiebel und Knoblauch hinzufügen und leicht bräunen lassen. Geben Sie das Hackfleisch in den Topf und kochen Sie es, bis es gut gebräunt und vollständig gegart ist. Das Tomatenmark dazugeben und gut mit dem Fleisch vermischen. Einige Minuten kochen lassen, damit sich die Aromen entfalten. Gießen Sie den Rotwein in die Pfanne und lassen Sie ihn vollständig verdampfen. Die gehackten geschälten Tomaten und die Fleischbrühe hinzufügen. Gut vermischen, zum Kochen bringen, dann die Hitze reduzieren und mindestens eine Stunde köcheln lassen, dabei gelegentlich umrühren. Sollte das Ragout beim Kochen zu stark austrocknen, kann man etwas Wasser oder Brühe hinzufügen. In der Zwischenzeit die Pappardelle nach Packungsanweisung in reichlich Salzwasser garen. Lassen Sie sie al dente abtropfen. Die Pappardelle abtropfen lassen und direkt zum Rinderragù in den Topf geben. Gut vermischen, um die Aromen zu vermischen. Die Pappardelle mit Rinderragù heiß servieren, garniert mit geriebenem Käse und gehackter frischer Petersilie.

ZWIEBELSUPPE MIT KÄSE GRATINIERT

Zubereitungszeit: ca. 15 Minuten

Kochzeit der Suppe: ca. 15 Minuten

Zutaten

(für 4 Personen):

4 große Zwiebeln, in dünne Scheiben schneiden

2 Esslöffel Butter

1 Liter Gemüsebrühe oder Hühnerbrühe

2 Scheiben geröstetes Brot

Geriebener Käse (z.B

Gruyère oder Emmentaler nach Geschmack

Salz und Pfeffer nach Geschmack

Vorbereitung:

In einem großen Topf die Butter bei mittlerer Hitze schmelzen. Die Zwiebelscheiben dazugeben und bei schwacher Hitze unter gelegentlichem Rühren anbraten, bis die Zwiebeln gut karamellisiert und weich sind. Dies dauert etwa 30/40 Minuten. Geben Sie die Gemüsebrühe oder Hühnerbrühe mit den karamellisierten Zwiebeln in den Topf. Aufkochen lassen, dann die Hitze reduzieren und weitere 15 Minuten köcheln lassen. In der Zwischenzeit den Backofengrill vorheizen. In jede hitzebeständige Schüssel eine Scheibe Toast legen. Die heiße Zwiebelsuppe über die gerösteten Brotscheiben gießen und gleichmäßig verteilen. Streuen Sie geriebenen Käse großzügig über die Oberfläche jeder Suppenschüssel. Stellen Sie die Schüsseln unter den Ofengrill und grillen Sie, bis der Käse geschmolzen und goldbraun ist. Die gratinierte Zwiebelsuppe heiß servieren.

TAGLIOLINI MIT PILZEN STEINPILZE UND SPECK

Zubereitungszeit: ca. 15/20 Minuten

Kochzeit: ca. 20/25 Minuten

Zutaten

(für 4 Personen):

320 g Tagliolini

200 g frische Steinpilze, in Scheiben geschnitten

100 g geräucherter Speck, gewürfelt

2 Knoblauchzehen, fein gehackt

1/2 Tasse Gemüsebrühe

1/2 Tasse frische Sahne

1/4 Tasse trockener Weißwein

2 Esslöffel Olivenöl, Salz und Pfeffer nach Geschmack

Vorbereitung:

In einer großen Pfanne das Olivenöl bei mittlerer Hitze erhitzen. Den Speck dazugeben und knusprig anbraten. Den Speck aus der Pfanne nehmen und beiseite stellen. In die gleiche Pfanne die Knoblauchzehen und die geschnittenen Steinpilze geben. Etwa 5 Minuten kochen lassen oder bis die Pilze weich werden und ihre Flüssigkeit abgeben. Den Weißwein in die Pfanne geben und einige Minuten verdampfen lassen. Gemüsebrühe und frische Sahne in die Pfanne geben. Die Zutaten gut vermischen und bei mittlerer bis niedriger Hitze etwa 10–15 Minuten kochen, bis die Flüssigkeit leicht einkocht und eindickt. In der Zwischenzeit die Tagliolini nach Packungsanweisung in reichlich Salzwasser kochen. Lassen Sie sie al dente abtropfen. Die abgetropften Tagliolini mit den Champignons und der Sahnesauce in die Pfanne geben. Mit Salz und Pfeffer abschmecken. Gut vermischen, um die Aromen zu vermischen. Die Tagliolini mit heißen Steinpilzen und Speck servieren.

HÜHNER-CANNELLONI
MIT SPINAT UND RICOTTA

Zubereitungszeit: ca. 30 Minuten

Kochzeit: ca. 40/45 Minuten

Zutaten

(für 4 Personen):

12 getrocknete oder frische Cannelloni

300 g gekochte Hähnchenbrust, fein gehackt

200 g frischer Spinat, gekocht und gepresst

250 g Ricotta, 1 Ei

1/2 Tasse Tomatensauce

1/2 Tasse Bechamel

100 g geriebener Parmesankäse

Salz und Pfeffer nach Geschmack, Olivenöl
nach Geschmack

Vorbereitung:

Den Backofen auf 180°C vorheizen. In einer

Schüssel das gehackte Hähnchen, den gekochten und ausgedrückten Spinat, den Ricotta, das Ei, die Hälfte des geriebenen Käses, Salz und Pfeffer vermischen. Gut vermischen, bis eine homogene Mischung entsteht. Füllen Sie die Cannelloni mit einem Teelöffel oder Spritzbeutel mit der Hähnchen-Spinat-Ricotta-Mischung. Den Boden einer Backform dünn mit Tomatensauce bestreichen. Die mit Tomatensauce gefüllten Cannelloni auf das Backblech legen. Die Béchamelsauce gleichmäßig über die Cannelloni gießen. Den restlichen geriebenen Käse über die Béchamelsauce streuen. Decken Sie die Form mit Folie ab und backen Sie sie etwa 30 Minuten lang im Ofen. Anschließend die Folie entfernen und weitere 10 bis 15 Minuten garen, bis die Cannelloni goldbraun sind und der Käse geschmolzen ist. Nehmen Sie die Hähnchen-Cannelloni mit Spinat und Ricotta aus dem Ofen und lassen Sie sie vor dem Servieren einige Minuten ruhen.

SCHMETTERLINGE BEIM HOLZWERKER MIT WURST

Zubereitungszeit: 10 Minuten

Kochzeit: 40 Minuten

Dosierung für 4 Personen:

Zutaten:

350 g Farfalle

250 g frische Wurst, ohne Haut und zerbröckelt

1 Zwiebel, fein gehackt

200 g Champignons, in Scheiben geschnitten

200 ml frische Sahne

1/2 Tasse Rinderbrühe

Salz und Pfeffer nach Geschmack

Frische Petersilie, gehackt (zum Garnieren)

Vorbereitung:

Die Farfalle in reichlich Wasser kochen

nach Packungsanweisung gesalzen. Lassen Sie sie al dente abtropfen und stellen Sie sie beiseite. In einer Pfanne die zerbröckelte Wurst goldbraun braten. Nehmen Sie es aus der Pfanne und legen Sie es beiseite. In dieselbe Pfanne die gehackte Zwiebel und die in Scheiben geschnittenen Pilze geben. Kochen, bis das Gemüse weich wird und seine Flüssigkeit abgibt. Die zuvor gekochte Wurst mit dem Gemüse in die Pfanne geben. Gut mischen. Den Weißwein (falls gewünscht) hinzufügen und einige Minuten verdampfen lassen. Sahne und Rinderbrühe in die Pfanne geben. Gut vermischen, aufkochen lassen, dann die Hitze reduzieren und etwa 10/15 Minuten köcheln lassen, bis die Soße leicht eindickt. Mit Salz und Pfeffer abschmecken. Die Farfalle mit der Soße in die Pfanne geben und gut mit den Zutaten vermischen. Servieren Sie die Farfalle alla Boscaiola heiß und garniert mit frisch gehackter Petersilie.

TOMATENSUPPE MIT KNUSPRIGEM SCHINKEN

Zubereitungszeit: 10/15 Minuten

Kochzeit: 20/25 Minuten

Dosierung für 4 Personen:, Zutaten:

800 g geschälte Tomaten, 1 Zwiebel, fein gehackt, 2 Knoblauchzehen, fein gehackt 4 Scheiben Rohschinken

500 ml Gemüsebrühe

2 Esslöffel Olivenöl Salz und Pfeffer nach Geschmack

Frischer Basilikum, gehackt (zum Garnieren)

Vorbereitung:

In einem Topf das Olivenöl bei mittlerer

Hitze erhitzen. Die gehackte Zwiebel und den gehackten Knoblauch hinzufügen. Kochen, bis sie werden weich und durchscheinend. Geben Sie die geschälten

Tomaten in den Topf und zerdrücken Sie sie mit einer Gabel oder einem Holzlöffel, um sie in kleinere Stücke zu zerbrechen. Gemüsebrühe oder Hühnerbrühe in den Topf geben. Zum Kochen bringen, dann die Hitze reduzieren und etwa 2025 Minuten köcheln lassen, damit sich die Aromen entfalten. In der Zwischenzeit den Backofengrill vorheizen. Die Schinkenscheiben auf ein mit Backpapier ausgelegtes Backblech legen. Stellen Sie die Pfanne unter den Grill und kochen Sie den Schinken knusprig. Den knusprigen Schinken aus dem Ofen nehmen und etwas abkühlen lassen. Zerkrümeln oder in kleine Stücke schneiden. Mit einem Stabmixer oder einem herkömmlichen Mixer die Tomatensuppe glatt pürieren. Mit Salz und Pfeffer abschmecken. Die Tomatensuppe heiß servieren, garniert mit knusprigem Schinken und gehacktem frischem Basilikum.

HÜHNCHEN- UND GEMÜSELASAGNE

Zubereitungszeit: 30 Minuten

Kochzeit: 45 Minuten

Dosierung für 4 Personen:

Zutaten:

250g Lasagneplatten

400 g Hähnchenbrust, gekocht und zerkleinert

1 Zucchini, gewürfelt

1 rote Paprika, gewürfelt

1 Zwiebel, fein gehackt

2 Knoblauchzehen, fein gehackt

400 g Tomatensauce

200 g geriebener Käse

Olivenöl nach Geschmack, Salz und Pfeffer nach Geschmack

Vorbereitung:

Den Backofen auf 180°C vorheizen. In einem Topf die Lasagne nach Packungsanweisung kochen. Lassen Sie sie abtropfen und stellen Sie sie beiseite. In einer Pfanne etwas Olivenöl erhitzen und die gehackte Zwiebel und den Knoblauch hinzufügen. Frittieren Sie sie, bis sie glasig werden. Zucchini und Paprika in die Pfanne geben und einige Minuten kochen, bis das Gemüse leicht weich wird. Die zerkleinerte Hähnchenbrust in die Pfanne geben und gut vermischen. Mit Salz und Pfeffer abschmecken. Weitere 23 Minuten kochen lassen. Die Tomatensauce in die Pfanne geben und gut vermischen. Etwa 5 Minuten kochen lassen, damit sich die Aromen vermischen. Den Boden einer Backform dünn mit Tomatensauce bestreichen.

Fügen Sie eine Schicht Lasagneblätter und dann eine Schicht Hühner- und Gemüsefüllung hinzu. Fahren Sie abwechselnd mit den Schichten fort, bis Ihnen die Zutaten ausgehen, und schließen Sie mit einer Schicht Lasagne ab. Streuen Sie den geriebenen Käse über die Oberfläche der Lasagne. Decken Sie die Form mit Folie ab und backen Sie sie im vorgeheizten Ofen etwa 30–35 Minuten lang. Anschließend die Pfanne abdecken und weitere 10 Minuten kochen lassen, bis der Käse auf der Oberfläche goldbraun ist und die Lasagne gut gegart ist. Sobald die Lasagne fertig ist, lassen Sie sie einige Minuten ruhen. Nach Belieben mit frischem Basilikum garnieren und heiß servieren.

PILOTREIS MIT WURST

Zubereitungszeit: 15 Minuten

Kochzeit: 25/30 Minuten

Dosierung für 4 Personen:

Zutaten:

300 g Arborio- oder Carnaroli-Reis

200 g Wurst, geschält und zerbröselt

1 Zwiebel, fein gehackt

2 Knoblauchzehen, fein gehackt

1 Karotte, gewürfelt

1 Stange Sellerie, gewürfelt

400 g Tomatensauce

1 Liter Gemüsebrühe

Olivenöl nach Geschmack, Salz und Pfeffer nach Geschmack

Vorbereitung:

In einem großen Topf etwas Olivenöl

erhitzen. Zwiebel, Knoblauch hinzufügen, gehackte Karotte und Sellerie und braten, bis das Gemüse weich ist. Die zerbröckelte Wurst in die Pfanne geben und goldbraun braten. Den Reis in die Pfanne geben und unter ständigem Rühren einige Minuten leicht rösten. Die Tomatensauce dazugeben und gut vermischen. Einige Minuten kochen lassen, damit der Reis die Aromen aufnimmt. Nach und nach, eine Kelle nach der anderen, unter ständigem Rühren hinzufügen. Warten Sie, bis der Reis die Brühe aufgenommen hat, bevor Sie mehr hinzufügen. Kochen Sie den Reis weiter, fügen Sie Brühe hinzu und rühren Sie um, bis der Reis al dente gekocht ist und die Flüssigkeit aufgesogen hat (ca. 1520 Minuten). Abschmecken und mit Salz und Pfeffer abschmecken. Sobald der Reis gar und cremig ist, nehmen Sie ihn vom Herd und lassen Sie ihn einige Minuten ruhen. Den Pilotreis nach Belieben mit gehackter frischer Petersilie garnieren und heiß servieren.

LINGUINE MIT MUSCHELN UND SPECK

Zubereitungszeit: 30 Minuten

Kochzeit: 20/25 Minuten

Zutaten:

Dosierung für 4 Personen:

500 g Linguine

1 kg frische Muscheln

100 g geräucherter Speck

Knoblauch (2 Zehen)

Rote Chilischote (nach Geschmack)

Olivenöl (2 Esslöffel)

Gehackte frische Petersilie (nach Geschmack)

Salz und Pfeffer nach Geschmack)

Vorbereitung:

Reinigen und öffnen Sie die Muscheln und entfernen Sie die bereits geöffneten oder zerbrochenen Muscheln. Die Linguine in reichlich Salzwasser al dente kochen. Erhitzen Sie das Olivenöl in einer Pfanne und geben Sie den gehackten Knoblauch und die rote Chili hinzu, um den Geschmack zu verbessern. Den gewürfelten Räucherspeck in die Pfanne geben und anbraten. Die Muscheln in die Pfanne geben und bei mittlerer bis hoher Hitze einen Deckel auflegen. Die Linguine abtropfen lassen und mit den Muscheln und dem Speck in die Pfanne geben. Mit Salz und Pfeffer abschmecken und vorsichtig vermischen. Mit frisch gehackter Petersilie bestreuen und heiß servieren.

SORRENTINA-GNOCCHI MIT GEKOCHTEM SCHINKEN

Zubereitungszeit: 25 Minuten

Kochzeit: 20/25 Minuten

Zutaten:

Dosierung für 4 Personen:

500 g Gnocchi

400 g Tomatenmark

150 g Mozzarella

100 g Kochschinken

1 Knoblauchzehe

Frischer Basilikum (nach Geschmack)

Olivenöl (2 Esslöffel)

Salz und Pfeffer nach Geschmack)

Vorbereitung:

In einer Pfanne Salzwasser zum Kochen bringen, um die Gnocchi zu kochen. In einer Pfanne das Olivenöl erhitzen und die gehackte Knoblauchzehe hinzufügen, um den Geschmack zu verbessern. Das Tomatenmark in die Pfanne geben und bei mittlerer bis niedriger Hitze 20–25 Minuten kochen lassen, bis eine dicke Soße entsteht. Den gewürfelten Kochschinken zur Tomatensauce geben und vermischen. Die Gnocchi in kochendem Salzwasser kochen, bis sie an die Oberfläche steigen. Die Gnocchi abtropfen lassen und mit der Tomatensauce und dem Kochschinken in die Pfanne geben. Den gewürfelten Mozzarella in die Pfanne geben und vorsichtig vermischen. Mit Salz und Pfeffer abschmecken und mit frischem Basilikum garnieren. Heiß servieren.

SCHWARZE BOHNENSUPPE MIT CHORIZO

Zubereitungszeit: 15 Minuten

(+ Einweichen der Bohnen: 8 Stunden)

Kochzeit: 1 Stunde

Zutaten

Dosierung für 4 Personen:

250 g getrocknete schwarze Bohnen

(oder 500 g schwarze Bohnen aus der Dose)

200 g geräucherte Chorizo

1 Zwiebel, 2 Knoblauchzehen

2 Karotten, 2 Stangen Sellerie

1 Lorbeerblatt

Gemüsebrühe (ca. 1 Liter)

Olivenöl, Salz und Pfeffer (nach Geschmack)

Gehackte frische Petersilie (zum Garnieren)

Vorbereitung:

Wenn Sie getrocknete Bohnen verwenden, weichen Sie sie mindestens 8 Stunden lang in kaltem Wasser ein oder folgen Sie den Anweisungen in der Packung. Abgießen und abspülen. In einem großen Topf etwas Olivenöl erhitzen und die gehackte Zwiebel, den Knoblauch, die Karotten und den Sellerie hinzufügen. Einige Minuten braten. Die schwarzen Bohnen in den Topf geben und mit Gemüsebrühe aufgießen. Das Lorbeerblatt dazugeben und alles aufkochen. Hitze reduzieren und 12 Stunden lang köcheln lassen (oder gemäß den Anweisungen auf der Packung mit getrockneten Bohnen), bis die Bohnen weich und zart sind. In der Zwischenzeit die Chorizo in dünne Scheiben schneiden und in einer beschichteten Pfanne 10/15 Minuten lang oder bis sie knusprig sind, anbraten. Die Chorizo zur Bohnensuppe geben und vorsichtig vermischen. Je nach Geschmack mit Salz und Pfeffer würzen. Servieren Sie die schwarze Bohnensuppe mit einer Prise gehackter frischer Petersilie.

RISOTTO MIT STEINPILZEN

Zubereitungszeit: 20 Minuten

Kochzeit: 35 Minuten

Kochen von Steinpilzen: 10/12 Minuten

Zutaten:

Dosierung für 4 Personen:

320 g Arborio- oder Carnaroli-Reis

200 g frische Steinpilze

(40 g getrocknete Steinpilze, eingeweicht)

1 Zwiebel, 2 Knoblauchzehen

1 Liter heiße Gemüsebrühe

100 ml trockener Weißwein

Geriebener Parmesan (nach Geschmack)

Butter (30 g), Olivenöl

Salz und Pfeffer nach Geschmack)

Gehackte frische Petersilie (zum Garnieren)

Vorbereitung:

Wenn Sie getrocknete Steinpilze verwenden, weichen Sie diese etwa 20 bis 30 Minuten lang in heißem Wasser ein. Lassen Sie sie abtropfen und drücken Sie sie gut aus. Wenn Sie frische Steinpilze verwenden, reinigen Sie diese und schneiden Sie sie in Scheiben. In einem großen Topf etwas Olivenöl erhitzen und die gehackte Zwiebel und den Knoblauch hinzufügen. Einige Minuten braten, bis die Zwiebel transparent wird. Geben Sie den Reis in die Pfanne und rösten Sie ihn unter ständigem Rühren einige Minuten lang leicht an. Fügen Sie den Weißwein hinzu und lassen Sie ihn vollständig verdampfen.

Fügen Sie nach und nach die heiße Gemüsebrühe hinzu, eine Kelle nach der anderen, rühren Sie dabei ständig um und warten Sie, bis die Flüssigkeit aufgesogen ist, bevor Sie weitere hinzufügen. In der Zwischenzeit in einer separaten Pfanne etwas Olivenöl erhitzen und die Steinpilze hinzufügen. Kochen Sie sie 10/12 Minuten lang oder bis sie weich und goldbraun sind. Mit Salz und Pfeffer würzen. Geben Sie die Gemüsebrühe weiter zum Risotto und rühren Sie so lange, bis der Reis al dente und die Konsistenz des Risottos cremig ist. Den Herd ausschalten und Butter und geriebenen Parmesan zum Risotto geben. Rühren, bis die Butter geschmolzen ist und der Käse vermischt ist. Das Risotto abdecken und einige Minuten ruhen lassen. Das Steinpilzrisotto mit gehackter frischer Petersilie garniert servieren.

FUSILLI MIT FLEISCHSAUCE

Zubereitungszeit: 15 Minuten

Kochzeit: 72 Minuten

Zutaten

für 4 Personen:

400 g Fusilli

400 g Hackfleisch

1 Zwiebel, 2 Knoblauchzehen

400 g Tomatenpüree

1 Dose geschälte Tomaten, 1 Karotte

1 Stange Sellerie

Olivenöl, Salz und Pfeffer (nach Geschmack)

Gehackte frische Petersilie (zum Garnieren)

Vorbereitung:

In einem großen Topf etwas Olivenöl erhitzen und die gehackte Zwiebel, den Knoblauch, die Karotte und den Sellerie hinzufügen. Einige Minuten braten, bis das Gemüse weich wird. Das Hackfleisch in die Pfanne geben und anbraten, bis es gut gegart und gebräunt ist. Das Tomatenpüree und die zerkleinerten geschälten Tomaten in die Pfanne geben. Gut mischen. Decken Sie die Pfanne ab und lassen Sie sie 12 Stunden lang unter gelegentlichem Rühren köcheln, bis die Sauce eingedickt und eingedickt ist. In der Zwischenzeit die Fusilli in reichlich Salzwasser al dente kochen. Lassen Sie sie abtropfen und stellen Sie sie beiseite. Die Fusilli mit der Fleischsauce in die Pfanne geben und gut vermischen. Mit Salz und Pfeffer abschmecken. Die Fusilli mit Fleischsauce heiß servieren und mit frisch gehackter Petersilie bestreut servieren.

TORTELLINI MIT SPECK UND CREME

Zubereitungszeit: 15 Minuten

Kochzeit: 57 Minuten

Zutaten

für 4 Personen:

500 g Tortellini (gefüllt nach Geschmack)

150 g geräucherter Speck

200 ml Kochsahne

1 Zwiebel

2 Knoblauchzehen

Olivenöl

Salz und Pfeffer nach Geschmack)

Vorbereitung:

In einem großen Topf das Wasser zum Kochen der Tortellini zum Kochen bringen.

Tortellini nach Packungsanweisung zubereiten. Lassen Sie sie abtropfen und stellen Sie sie beiseite. In einer Pfanne etwas Olivenöl erhitzen und den gewürfelten Räucherspeck hinzufügen. Braten Sie es, bis es knusprig und goldbraun ist. Die gehackte Zwiebel und den Knoblauch mit dem Speck in die Pfanne geben und einige Minuten braten, bis sie weich sind. Die Kochsahne in die Pfanne geben und gut vermischen. Bei mittlerer bis niedriger Hitze einige Minuten kochen, bis die Sauce durchgewärmt und leicht eingedickt ist. Die Tortellini mit der Speck-Sahne-Sauce in die Pfanne geben. Vorsichtig umrühren, um die Tortellini mit der Sauce zu überziehen. Mit Salz und Pfeffer abschmecken. Servieren Sie die Tortellini mit heißem Speck und Sahne, bestreut mit frisch gehackter Petersilie.

PAPPARDELLE MIT KANINCHENSAUCE

Zubereitungszeit: 20 Minuten

Garzeit des Kaninchenragouts: 23 Stunden

Pappardelle kochen: 810 Minuten

Zutaten

für 4 Personen: 400 g Pappardelle

600 g Kaninchenfleisch ohne Knochen

1 Zwiebel, 2 Karotten, 2 Stangen Sellerie, 2 Knoblauchzehen, 400 g Tomatenpüree

250 ml Rotwein, Gemüsebrühe (ca. 500 ml)

Olivenöl, Salz und Pfeffer (nach Geschmack)

Vorbereitung:

In einem großen Topf etwas Olivenöl erhitzen und die Zwiebeln, Karotten und hinzufügen gehackter Sellerie. Einige Minuten braten, bis das Gemüse weich wird. Das Kaninchenfleisch in die Pfanne geben und von allen Seiten goldbraun anbraten.

Den gehackten Knoblauch hinzufügen und eine Minute braten. Den Rotwein in die Pfanne geben und einige Minuten verdampfen lassen. Tomatenpüree und so viel Gemüsebrühe hinzufügen, dass das Kaninchenfleisch bedeckt ist. Gut mischen. Den Topf abdecken und 23 Stunden lang köcheln lassen, dabei gelegentlich umrühren, bis das Kaninchenfleisch zart ist und sich leicht zerteilen lässt. In der Zwischenzeit die Pappardelle in reichlich Salzwasser al dente kochen. Lassen Sie sie abtropfen und stellen Sie sie beiseite. Das Kaninchenfleisch mit zwei Gabeln zerkleinern und zum Ragù geben. Gut vermischen und weitere 1015 Minuten kochen lassen. Je nach Geschmack mit Salz und Pfeffer würzen. Die Pappardelle mit Kaninchenragout heiß servieren und mit frisch gehackter Petersilie bestreut servieren.

HÜHNERSUPPE MIT GEMÜSE UND COUSCOUS

Zubereitungszeit: 20 Minuten

Kochzeit: 30/40 Minuten

Zutaten

für 4 Personen:

4 Hähnchenschenkel

1 Zwiebel, 2 Karotten

2 Stangen Sellerie

2 Kartoffeln, 2 Zucchini

1 rote Paprika

2 Knoblauchzehen

1 Liter Hühnerbrühe

200 g Couscous

Olivenöl, Salz und Pfeffer (nach Geschmack)

Vorbereitung:

In einem großen Topf etwas Olivenöl erhitzen und die gewürfelten Zwiebeln, Karotten, Sellerie, Kartoffeln, Zucchini und Paprika hinzufügen. Einige Minuten anbraten, bis das Gemüse weich wird. Die Hähnchenschenkel in den Topf geben und anbraten, bis sie leicht gebräunt sind. Den gehackten Knoblauch hinzufügen und eine Minute braten. Die Hühnerbrühe in den Topf gießen und zum Kochen bringen. Reduzieren Sie die Hitze und kochen Sie es bei mittlerer bis niedriger Hitze 30/40 Minuten lang, bis das Huhn gut gegart und das Gemüse zart ist. In der Zwischenzeit den Couscous nach Packungsanleitung zubereiten. Das Hähnchen abtropfen lassen und mit zwei Gabeln zerkleinern. Das zerkleinerte Hähnchen zur Hühner-Gemüse-Suppe geben. Die Suppe mit Salz und Pfeffer abschmecken. Servieren Sie die Hühnersuppe mit Gemüse heiß und mit Couscous.

TAGLIATELLE MIT LAMMSAUCE

Zubereitungszeit: 20 Minuten

Garzeit des Lammragouts: 2/3 Stunden

Tagliatelle kochen: 10 Minuten

Zutaten

für 4 Personen:

400 g Tagliatelle

600 g Lammfleisch in Würfel schneiden

1 Zwiebel, 2 Karotten, 2 Stangen Sellerie

2 Knoblauchzehen 400 g Tomatenmark 250 ml Rotwein

Gemüsebrühe (ca. 500 ml)

Olivenöl, Salz und Pfeffer (nach Geschmack)

Vorbereitung:

In einem großen Topf etwas Olivenöl erhitzen und die Zwiebeln, Karotten und hinzufügen

gehackter Sellerie. Einige Minuten braten, bis das Gemüse weich wird. Das Lammfleisch in den Topf geben und anbraten, bis es von allen Seiten braun ist. Den gehackten Knoblauch hinzufügen und eine Minute braten. Den Rotwein in die Pfanne geben und einige Minuten verdampfen lassen. Tomatenpüree und so viel Gemüsebrühe hinzufügen, dass das Lammfleisch bedeckt ist. Gut mischen. Den Topf abdecken und 23 Stunden lang köcheln lassen, dabei gelegentlich umrühren, bis das Lammfleisch zart ist und sich leicht zerteilen lässt. In der Zwischenzeit die Tagliatelle in reichlich Salzwasser al dente kochen. Lassen Sie sie abtropfen und stellen Sie sie beiseite. Das Lammfleisch mit zwei Gabeln zerzupfen und zum Ragù geben. Gut vermischen und weitere 10/15 Minuten kochen lassen. Je nach Geschmack mit Salz und Pfeffer würzen. Die Tagliatelle mit Lammragout heiß servieren und mit frisch gehackter Petersilie bestreut servieren.

PASTA UND BOHNEN MIT SPECK

Zubereitungszeit: 20 Minuten

Kochzeit: 30/40 Minuten

Zutaten

für 4 Personen:

250 g kurze Nudeln

200 g geräucherter Speck,

in Würfel schneiden, 1 Zwiebel

2 Knoblauchzehen, 2 Karotten

2 Stangen Sellerie

400 g Cannellini-Bohnen hinein

Dose (gespült und abgetropft)

800 ml Gemüsebrühe

400 g Tomatenpüree

Olivenöl, Salz und Pfeffer (nach Geschmack)

Vorbereitung:

In einem großen Topf etwas Olivenöl erhitzen und den geräucherten Speck hinzufügen. Braten Sie es, bis es knusprig und goldbraun ist. Die gehackte Zwiebel, den Knoblauch, die Karotten und den Sellerie in den Topf geben. Einige Minuten braten, bis das Gemüse weich wird. Tomatenpüree, Cannellini-Bohnen und Gemüsebrühe in den Topf geben. Gut mischen. Bringen Sie die Suppe zum Kochen, reduzieren Sie die Hitze und kochen Sie sie bei mittlerer bis niedriger Hitze 20 bis 30 Minuten lang, bis das Gemüse zart ist und sich die Aromen vermischt haben. In der Zwischenzeit die Nudeln in reichlich Salzwasser al dente kochen. Lassen Sie es abtropfen und stellen Sie es beiseite. Die Nudeln mit der Bohnensuppe in den Topf geben und gut vermischen. Mit Salz und Pfeffer abschmecken. Servieren Sie die Nudeln und Bohnen mit heißem Speck und bestreut mit frisch gehackter Petersilie.

SCHINKEN- KÄSE-RAVIOLI
MIT BUTTER UND SALBEI

Zubereitungszeit: ca. 30 Minuten

Garzeit: ca. 10/12 Minuten

Dosierung für 4 Personen

Zutaten:

250 g Ravioli-Nudeln

(am besten frisch)

100 g Rohschinken

100 g Käse

(Mozzarella oder Frischkäse)

50 g Butter, 68 Salbeiblätter

Salz und Pfeffer nach Geschmack

Vorbereitung:

Den Schinken in kleine Würfel schneiden und den Käse hacken. Den Ravioli-Teig auf einer bemehlten Fläche ausrollen. Einen

Teelöffel Schinken und Käse auf die Hälfte
der Nudeln geben und dabei ausreichend
Platz zwischen den Füllungen lassen. Falten
Sie die andere Teighälfte über die Füllung
und drücken Sie die Ränder mit den Fingern
fest, um sie zu verschließen. Einen Topf mit
Salzwasser zum Kochen bringen und die
Ravioli kochen, bis sie an die Oberfläche
steigen (ca. 10/12 Minuten). In der
Zwischenzeit die Butter in einer Pfanne bei
mittlerer bis hoher Hitze schmelzen, bis sie
leicht zu bräunen beginnt. Die Salbeiblätter
hinzufügen und einige Sekunden kochen
lassen, bis sie knusprig werden. Die
gekochten Ravioli abtropfen lassen und mit
Butter und Salbei in die Pfanne geben.
Mischen Sie die Ravioli vorsichtig, um sie
mit Butter und Salbei zu würzen. Bei Bedarf
Salz und Pfeffer hinzufügen. Die Ravioli heiß
servieren und mit ein paar knusprigen
Salbeiblättern garnieren.

SPINAT-LASAGNE MIT BECHAMELLE UND SPECK

Zubereitungszeit: ca. 30 Minuten

Kochzeit: ca. 40/45 Minuten

Dosierung für 4 Personen

Zutaten:

250 g Eierlasagne

300 g frischer Spinat

200 g geräucherter Speck

500 ml Bechamel

100 g geriebener Parmesan

Olivenöl nach Geschmack, Salz und Pfeffer nach Geschmack

Vorbereitung:

Den Backofen auf 180°C vorheizen. Den Spinat in kochendem Salzwasser einige Minuten kochen,

Lassen Sie sie dann abtropfen und drücken Sie sie aus, um überschüssiges Wasser zu entfernen. Den Speck in Würfel schneiden und in einer Pfanne mit etwas Olivenöl anbraten, bis er knusprig ist. Den Speck aus der Pfanne nehmen und beiseite stellen. Den Boden einer Backform mit einer dünnen Schicht Béchamel bestreichen. Eine Schicht Lasagne anrichten und mit einer Schicht Spinat und Speck bedecken. Etwas geriebenen Käse und Bechamel hinzufügen. Wiederholen Sie die vorherigen Schritte, bis Ihnen die Zutaten ausgehen, und geben Sie zum Schluss eine Schicht Béchamelsauce und geriebenen Käse auf. Decken Sie die Pfanne mit Folie ab und backen Sie sie etwa 30 Minuten lang. Entfernen Sie die Folie und kochen Sie weitere 10/15 Minuten weiter, oder bis die Oberfläche der Lasagne goldbraun und knusprig ist. Nehmen Sie die Lasagne aus dem Ofen und lassen Sie sie vor dem Servieren einige Minuten ruhen. In Portionen schneiden und heiß servieren.

SPAGHETTI PUTTANESCA MIT SARDELLEN UND OLIVEN

Zubereitungszeit: ca. 10 Minuten

Garzeit: ca. 15/20 Minuten

Dosierung für 4 Personen

Zutaten:

320 g Spaghetti

4 Sardellenfilets in Öl

2 Knoblauchzehen, gehackt

400 g geschälte Tomaten, zerdrückt

60 g schwarze Oliven, entkernt und geschnitten

2 Esslöffel Kapern, abgespült

Getrocknete rote Chilischote, gehackt

Extra natives Olivenöl nach Geschmack

Salz nach Geschmack

Vorbereitung:

Einen Topf mit Salzwasser zum Kochen bringen und die Spaghetti nach Packungsanleitung al dente kochen. In einer Pfanne etwas Olivenöl erhitzen und den gehackten Knoblauch und die getrocknete rote Chilischote (falls gewünscht) hinzufügen. Einige Minuten braten, bis der Knoblauch goldbraun wird. Die Sardellenfilets in Öl in die Pfanne geben und schmelzen lassen. Fügen Sie die zerkleinerten geschälten Tomaten, die geschnittenen Oliven und die Kapern hinzu. Gut mischen. Lassen Sie die Sauce bei mittlerer Hitze etwa 10 Minuten kochen, bis sie leicht eindickt. Die Spaghetti al dente abtropfen lassen und mit der Soße in die Pfanne geben. Gut mischen, um die Zutaten zu vermischen. Bei Bedarf Salz hinzufügen. Die Spaghetti Puttanesca heiß servieren.

RINDFLEISCH-CANNELLONI MIT TOMATENSAUCE

Zubereitungszeit: ca. 30 Minuten

Kochzeit: ca. 50 Minuten

Dosierung für 4 Personen

Zutaten:

12 Cannelloni

400g Hackfleisch

1 Zwiebel, fein gehackt

2 Knoblauchzehen, gehackt

400 g Tomatensauce

200 g Ricotta

100 g geriebener Parmesan

Olivenöl nach Geschmack

Salz und Pfeffer nach Geschmack

Vorbereitung:

Den Backofen auf 180°C vorheizen. In einer Pfanne etwas Olivenöl erhitzen und die gehackte Zwiebel und den Knoblauch hinzufügen. Frittieren Sie sie, bis sie goldbraun werden. Geben Sie das Hackfleisch in die Pfanne und kochen Sie es, bis es braun und vollständig gegart ist. Die Tomatensauce in die Pfanne geben und gut mit dem Hackfleisch vermischen. Lassen Sie es einige Minuten kochen. In einer separaten Schüssel den Ricotta mit der Hälfte des geriebenen Käses vermischen. Mit Salz und Pfeffer würzen. Die Cannelloni mit der Hackfleischmischung füllen und auf ein leicht gefettetes Backblech legen. Die restliche Tomatensauce über die Cannelloni gießen und diese vollständig bedecken.

Die Oberfläche mit dem restlichen geriebenen Käse bestreuen. Decken Sie die Pfanne mit Folie ab und backen Sie sie etwa 30 Minuten lang. Entfernen Sie die Folie und kochen Sie weitere 15–20 Minuten weiter, oder bis die Cannelloni gut gegart sind und die Oberfläche goldbraun ist. Nehmen Sie die Cannelloni aus dem Ofen und lassen Sie sie vor dem Servieren einige Minuten ruhen. Die Cannelloni heiß servieren und nach Belieben mit etwas gehackter frischer Petersilie garnieren.

SCHMETTERLINGE MIT WURST UND PILZSAUCE

Zubereitungszeit: ca. 10 Minuten

Kochzeit: ca. 20/25 Minuten

Dosierung für 4 Personen

Zutaten:

320 g Farfalle-Nudeln

300 g frische Wurst, geschält und zerbröselt

200 g Champignons, in Scheiben geschnitten

1 Zwiebel, fein gehackt

2 Knoblauchzehen, gehackt

400 g Tomatenpüree

120 ml trockener Weißwein

Extra natives Olivenöl nach Geschmack

Salz und Pfeffer nach Geschmack

Vorbereitung:

Einen Topf mit Salzwasser zum Kochen bringen und die Farfalle nach Packungsanleitung al dente kochen. In einer Pfanne etwas Olivenöl erhitzen und die gehackte Zwiebel und den Knoblauch hinzufügen. Frittieren Sie sie, bis sie goldbraun werden. Die zerbröckelte Wurst in die Pfanne geben und anbraten, bis sie gut gebräunt ist. Die in Scheiben geschnittenen Champignons dazugeben und einige Minuten weiterkochen, bis die Champignons weich sind. Den Weißwein in die Pfanne gießen und vollständig verdampfen lassen. Das Tomatenpüree dazugeben und gut vermischen. Lassen Sie die Soße etwa 10–15 Minuten bei mittlerer bis niedriger Hitze kochen, oder bis sie leicht eindickt. Fügen Sie nach Ihrem Geschmack Salz und Pfeffer hinzu. Die Farfalle al dente abtropfen lassen und mit der Soße in die Pfanne geben. Vorsichtig umrühren, um die Zutaten zu vermischen. Farfalle mit heißer Wurst und Pilzsauce servieren.

ERBSENSUPPE MIT SCHINKEN

Zubereitungszeit: ca. 10 Minuten

Garzeit: ca. 25/30 Minuten

Dosierung für 4 Personen

Zutaten:

400 g frische oder gefrorene Erbsen

100 g Rohschinken, in Würfel geschnitten

1 Zwiebel, fein gehackt

2 Knoblauchzehen, gehackt

1 Liter Gemüsebrühe

Extra natives Olivenöl nach Geschmack

Salz und Pfeffer nach Geschmack

Vorbereitung:

In einem Topf etwas Olivenöl erhitzen und die gehackte Zwiebel und den Knoblauch hinzufügen. Frittieren Sie sie, bis sie goldbraun werden. Den gewürfelten Rohschinken hinzufügen und einige Minuten kochen, bis er knusprig wird. Die Erbsen dazugeben und mit dem Schinken und der Zwiebel gut vermischen. Die Gemüsebrühe in den Topf gießen und zum Kochen bringen. Reduzieren Sie die Hitze und lassen Sie die Suppe bei mittlerer bis niedriger Hitze etwa 20–25 Minuten kochen, oder bis die Erbsen weich sind. Pürieren Sie die Suppe teilweise mit einem Stabmixer, um eine cremigere Konsistenz zu erhalten (wenn Sie möchten, können Sie einige Erbsen ganz lassen, um eine rustikalere Konsistenz zu erhalten). Fügen Sie nach Ihrem Geschmack Salz und Pfeffer hinzu. Die Schinken-Erbsen-Suppe heiß servieren und nach Belieben mit etwas knusprigem Schinken garnieren.

RISOTTO MIT TRÜFFELCREME UND SPECK

Zubereitungszeit: ca. 10 Minuten

Kochzeit: ca. 20/25 Minuten

Dosierung für 4 Personen

Zutaten:

320 g Arborio- oder Carnaroli-Reis

60 g geräucherter Speck, gewürfelt

1 Zwiebel, fein gehackt, 2 Knoblauchzehen, gehackt, 500 ml Gemüsebrühe

60 ml trockener Weißwein, 2 Esslöffel Trüffelcreme

50 g geriebener Käse

(Parmesan oder Pecorino)

Extra natives Olivenöl nach Geschmack. Salz und Pfeffer nach Geschmack

Vorbereitung:

In einer Pfanne etwas Olivenöl erhitzen und

den gewürfelten Räucherspeck hinzufügen. Kochen Sie es, bis es knusprig wird. Die gehackte Zwiebel und den Knoblauch in den Topf geben und goldbraun anbraten. Geben Sie den Reis in die Pfanne und rösten Sie ihn einige Minuten lang unter ständigem Rühren. Den Weißwein in die Pfanne gießen und vollständig verdampfen lassen. Geben Sie die Gemüsebrühe nach und nach, eine Kelle nach der anderen, unter ständigem Rühren in den Topf und fügen Sie erst dann mehr Brühe hinzu, wenn die vorherige aufgesogen ist. Das Risotto unter häufigem Rühren weiter kochen, bis der Reis al dente ist und eine cremige Konsistenz erreicht hat. Die Trüffelcreme zum Risotto geben und gut vermischen. Fügen Sie nach Ihrem Geschmack Salz und Pfeffer hinzu. Den geriebenen Käse zum Risotto geben und verrühren, bis er geschmolzen und gut vermischt ist. Das Risotto mit Trüffelcreme und Speck heiß servieren.

REZEPTE ZWEITEN GÄNGE

GEBACKENES HÄHNCHEN MIT AROMATISCHEN GEWÜRZEN

Zubereitungszeit: ca. 1015 Minuten

Kochzeit: ca. 4050 Minuten

Dosen für 46 Personen

Zutaten:

1 ganzes Huhn (ca. 1,52 kg),

sauber und entkernt

Aromatische Gewürze nach Geschmack

(Kreuzkümmel, Oregano, Thymian,
Rosmarin)

Salz und Pfeffer nach Geschmack

Natives Olivenöl extra

Zitronensaft (optional)

Vorbereitung:

Den Backofen auf 200°C vorheizen. In einer

Schüssel aromatische Gewürze, Salz und Pfeffer zu einer Gewürzmischung vermischen. Reiben Sie die gesamte Oberfläche des Hähnchens mit etwas nativem Olivenöl extra ein. Streuen Sie die Gewürzmischung über die gesamte Oberfläche des Huhns und massieren Sie sie gut ein, damit die Gewürze besser haften bleiben. Für einen Hauch Frische können Sie auch etwas Zitronensaft auf die Oberfläche des Hähnchens streuen (optional). Legen Sie das Hähnchen auf ein Backblech und backen Sie es im vorgeheizten Ofen. Kochen Sie das Hähnchen etwa 40/50 Minuten lang oder bis die Haut goldbraun und knusprig ist und das Fleisch durchgegart ist (stellen Sie sicher, dass der innere Saft klar ist und die Innentemperatur mindestens 75 °C erreicht). Nehmen Sie das Hähnchen nach dem Garen aus dem Ofen und lassen Sie es einige Minuten ruhen, bevor Sie es in Scheiben schneiden. Das Hähnchen in Scheiben schneiden und heiß servieren.

GEGRILLTES RINDSTEAK

Zubereitungszeit: ca. 10 Minuten

Garzeit: 46 Minuten für ein Steak

Dosierung für 4 Personen

Zutaten:

4 Rindersteaks

(Ribeye-Schnitt, Roastbeef)

Grobes Salz

Frisch gemahlener schwarzer Pfeffer

Natives Olivenöl extra

Vorbereitung:

Grill auf hohe Hitze vorheizen. Stellen Sie vor dem Garen des Steaks sicher, dass es Zimmertemperatur hat. Lassen Sie es etwa 30 Minuten außerhalb des Kühlschranks ruhen.

Reiben Sie das Steak auf beiden Seiten mit etwas nativem Olivenöl extra ein. Das Steak auf beiden Seiten mit grobem Salz und frisch gemahlenem schwarzem Pfeffer würzen und leicht andrücken, damit die Gewürze besser am Fleisch haften bleiben. Legen Sie das Steak auf den vorgeheizten Grill und garen Sie es bei starker Hitze für die gewünschte Garzeit. Sie können das Steak nach der Hälfte der Garzeit wenden, um eine gleichmäßige Grillung auf beiden Seiten zu erhalten. Sobald Sie den gewünschten Gargrad erreicht haben, legen Sie das Steak auf ein Schneidebrett und lassen es vor dem Servieren einige Minuten ruhen. Dadurch verteilt sich der Saft gleichmäßig im Fleisch. Das Steak in Scheiben schneiden und heiß servieren. Bei Bedarf können Sie es mit einem Schuss nativem Olivenöl extra garnieren.

GRILL-SCHWEINEKOTELETTEN

Zubereitungszeit: ca. 15 Minuten

Kochzeit: ca. 2025 Minuten

Dosierung für 4 Personen

Zutaten:

1 kg Schweinekoteletts

Barbecue Soße

Salz und Pfeffer nach Geschmack

Natives Olivenöl extra

Vorbereitung:

Den Grill auf mittlere bis hohe Hitze vorheizen. Die Schweinekoteletts von beiden Seiten mit Salz und Pfeffer einreiben. Bestreichen Sie beide Seiten der Rippchen mit der Barbecue-Sauce und bedecken Sie sie gut.

Lassen Sie die Rippchen mindestens 1520 Minuten lang marinieren, um die Aromen aufzunehmen. Bestreichen Sie den Grill mit etwas nativem Olivenöl extra, um ein Ankleben der Rippchen zu verhindern. Legen Sie die Schweinekoteletts auf den vorgeheizten Grill und garen Sie sie etwa 10/12 Minuten pro Seite oder bis sie eine Innentemperatur von mindestens 70/75 °F erreichen. Während des Garens die Rippchen nach der Hälfte der Garzeit mit der restlichen Barbecue-Sauce bestreichen und wenden, damit sie gleichmäßig garen. Nach dem Garen die Rippchen vom Grill nehmen und vor dem Servieren einige Minuten ruhen lassen. Servieren Sie die gegrillten Schweinerippchen heiß, auf Wunsch mit zusätzlicher Barbecue-Sauce.

GEGRILLTE WÜRSTE MIT KARAMELLISIERTEN ZWIEBELN

Zubereitungszeit: ca. 15 Minuten

Kochzeit: ca. 20 Minuten

Dosierung für 4 Personen

Zutaten:

8 Würste (Wählen Sie die Sorte

an Würstchen, die Sie bevorzugen)

2 Zwiebeln (vorzugsweise rote oder süße Zwiebeln), in Scheiben geschnitten

Brauner Zucker nach Geschmack

Salz und Pfeffer nach Geschmack

Natives Olivenöl extra

Vorbereitung:

Den Grill auf mittlere bis hohe Hitze vorheizen. In einer Pfanne etwas natives Olivenöl extra erhitzen und die in Scheiben geschnittenen Zwiebeln hinzufügen. Kochen

Sie es bei mittlerer bis niedriger Hitze, Gelegentlich umrühren, bis die Zwiebeln weich werden und zu karamellisieren beginnen (ca. 15 Minuten). Einen Teelöffel braunen Zucker zu den karamellisierten Zwiebeln geben und gut vermischen, um sie noch weiter zu karamellisieren. Weitere 12 Minuten kochen, bis die Zwiebeln eine schöne goldene Farbe haben. Vom Herd nehmen und beiseite stellen. Bestreichen Sie den Grill mit etwas nativem Olivenöl extra, damit die Würste nicht kleben bleiben. Legen Sie die Würstchen auf den vorgeheizten Grill und garen Sie sie etwa 20 Minuten lang. Dabei gelegentlich wenden, um eine gleichmäßige Garung zu erzielen, bis sie gar sind und die Haut knusprig ist. Während der letzten 5 Minuten des Garvorgangs können Sie die Würste mit etwas nativem Olivenöl extra bestreichen, um sie noch saftiger zu machen. Nach dem Garen die Würstchen auf den Grill legen und einige Minuten ruhen lassen. Servieren Sie die Grillwürste heiß, dazu karamellisierte Zwiebeln als Beilage.

KALBSBRATEN MIT PILZSAUCE

Zubereitungszeit: ca. 20 Minuten

Kochzeit: ca. 1 Stunde

Dosierung für 4 Personen

Zutaten:

1 kg Kalbfleisch (Seite, Keule oder Schulter)

Mit Salz und Pfeffer abschmecken. Extra natives Olivenöl

200 g gemischte Pilze

(Champignons, Steinpilze usw.)

1 Zwiebel, fein gehackt

2 Knoblauchzehen, fein gehackt

200 ml Fleischbrühe, 200 ml Kochsahne

Vorbereitung:

Den Backofen auf 180°C vorheizen. Das Kalbfleisch von allen Seiten mit Salz und Pfeffer einreiben. Sich warm laufen eine ofenfeste Pfanne mit etwas nativem Olivenöl extra. Das Kalbfleisch von allen Seiten anbraten, bis es eine schöne goldene Farbe annimmt. Legen Sie das Kalbfleisch auf ein Backblech und garen Sie es im vorgeheizten Ofen etwa 1 Stunde lang oder bis die Innentemperatur 65/70 °C (Medium Rare) erreicht. In der Zwischenzeit die Pilzsauce zubereiten. In einer separaten Pfanne etwas natives Olivenöl extra erhitzen und die gehackte Zwiebel und den Knoblauch hinzufügen. Kochen, bis es weich und durchscheinend ist. Die Pilze in die Pfanne geben und goldbraun und weich braten. Die Fleischbrühe hinzufügen und einige Minuten kochen lassen, dann die Kochsahne hinzufügen und gut verrühren. Lassen Sie die Soße bei mittlerer Hitze köcheln, bis sie leicht eindickt. Sobald der Kalbsbraten gar ist, nehmen Sie ihn aus dem Ofen und lassen Sie ihn einige Minuten ruhen, bevor Sie ihn in Scheiben schneiden. Den geschnittenen Kalbsbraten mit der Pilzsauce servieren und nach Belieben mit gehackter frischer Petersilie garnieren.

LAMMKOTELETTEN MIT MINZE

Zubereitungszeit: 15/20 Minuten

Kochzeit: 10/15 Minuten

Dosierung für 4 Personen

Zutaten:

4 Lammkoteletts

Salz und Pfeffer nach Geschmack

Natives Olivenöl extra

Zitronensaft

Frische Minze, fein gehackt

Vorbereitung:

Reiben Sie die Lammkoteletts auf beiden Seiten mit Salz, Pfeffer, etwas nativem Olivenöl extra und ein paar Tropfen Zitronensaft ein.

Streuen Sie gehackte frische Minze über die Lammkoteletts und drücken Sie sie leicht an, damit sie haften. Lassen Sie die Lammkoteletts mindestens 30 Minuten im Kühlschrank marinieren, damit sich die Aromen vermischen. Erhitzen Sie eine hitzebeständige Pfanne oder einen Grill und bestreichen Sie sie mit etwas nativem Olivenöl extra. Kochen Sie die Lammkoteletts in der vorgeheizten Pfanne oder grillen Sie sie bei mittlerer bis hoher Hitze etwa 4 bis 6 Minuten pro Seite oder bis sie den gewünschten Gargrad erreicht haben. Nach dem Garen die Lammkoteletts aus der Pfanne oder vom Grill nehmen und vor dem Servieren einige Minuten ruhen lassen. Als Hauptgericht servieren Sie scharfe Lammkoteletts mit Minze.

BEEF-BURGER MIT SCHMELZKÄSE

Zubereitungszeit: ca. 15/20 Minuten

Garzeit: ca. 10/15 Minuten

Dosierung für 4 Personen

Zutaten:

500g Hackfleisch

Salz und Pfeffer nach Geschmack

Geschnittener Käse

Brot für Hamburger

Gewürze nach Wahl (Salat, Tomate,

Zwiebeln, Gurken, Mayonnaise, Ketchup)

Vorbereitung:

In einer Schüssel das Hackfleisch mit Salz und Pfeffer nach Geschmack vermischen.

Sie können auch andere Gewürze oder Aromen Ihrer Wahl hinzufügen. Teilen Sie das Fleisch in 4 gleiche Portionen und formen Sie mit den Händen Burger, wobei Sie das Fleisch leicht verdichten. Erhitzen Sie eine Pfanne oder einen Grill bei mittlerer bis hoher Hitze und bestreichen Sie etwas natives Olivenöl extra. Braten Sie die Burger in der vorgeheizten Pfanne oder auf dem Grill etwa 4 bis 6 Minuten pro Seite oder bis sie den gewünschten Gargrad erreicht haben. In den letzten Minuten des Garvorgangs eine Scheibe Käse über die Fleischbällchen legen und zum Schmelzen einen Deckel auflegen. Toasten Sie das Hamburgerbrötchen leicht in derselben Pfanne oder demselben Grill. Stellen Sie die Burger zusammen, legen Sie jedes Rindfleisch-Patty mit geschmolzenem Käse in das Burgerbrötchen und fügen Sie Toppings Ihrer Wahl hinzu. Servieren Sie die Rindfleisch-Burger mit geschmolzenem Käse heiß und begleiten Sie sie auf Wunsch mit Pommes Frites oder Salat.

GEGRILLTES THUNFISCHSTEAK

Zubereitungszeit: ca. 10/15 Minuten

Garzeit: ca. 3/5 Minuten pro Seite

Dosierung für 4 Personen

Zutaten:

4 frische Thunfischfilets

Salz und Pfeffer nach Geschmack

Natives Olivenöl extra

Zitronensaft (optional)

Frische Kräuter (z.B. Thymian,

Rosmarin, Petersilie usw.) optional

Vorbereitung:

Die Thunfischfilets von beiden Seiten mit Salz und Pfeffer einreiben. Wenn Sie möchten, können Sie den Thunfischfilets noch etwas Zitronensaft hinzufügen, um ihnen eine säuerliche Note zu verleihen.

Wenn Sie möchten, können Sie den Thunfisch auch mit frischen aromatischen Kräutern wie Thymian oder Rosmarin würzen. Lassen Sie den Thunfisch etwa 10 bis 15 Minuten lang marinieren, damit er die Aromen aufnehmen kann. Erhitzen Sie eine beschichtete Grillplatte oder Pfanne bei mittlerer bis hoher Hitze und bestreichen Sie sie mit etwas nativem Olivenöl extra. Braten Sie die Thunfischfilets auf der vorgeheizten Grillplatte oder Pfanne etwa 35 Minuten pro Seite, oder bis sie außen gut verschlossen sind, innen aber rosa bleiben. Die Garzeit hängt von der Dicke der Filets und dem gewünschten Gargrad ab. Nach dem Garen die Thunfischfilets vom Teller oder der Pfanne nehmen und einige Minuten ruhen lassen. Servieren Sie die gegrillten Thunfischsteaks heiß, in dünne Scheiben geschnitten, dazu Beilagen Ihrer Wahl wie Salat, Grillgemüse oder Reis.

HÜHNCHEN GEFÜLLT MIT SCHINKEN UND KÄSE

Zubereitungszeit: ca. 20/30 Minuten

Kochzeit: ca. 40/50 Minuten

Dosierung für 4 Personen

Zutaten:

4 Hähnchenbrustfilets ohne Knochen und Haut

Salz und Pfeffer nach Geschmack

Scheiben Rohschinken

Käsescheiben

(wie Mozzarella, Provolone)

Natives Olivenöl extra

Getrocknete aromatische Kräuter

(Oregano, Thymian, Rosmarin)

Küchengarn oder Zahnstocher

Vorbereitung:

Den Backofen auf 180°C vorheizen. Teilen Sie die Hähnchenbrüste der Länge nach in zwei Hälften, ohne die beiden Seiten jedoch vollständig zu trennen. Öffnen Sie die Hähnchenbrüste und drücken Sie sie mit einem Fleischhammer oder der Handfläche leicht flach. Die Hähnchenbrüste mit Salz, Pfeffer und einer Prise getrockneter Kräuter auf beiden Seiten würzen. Legen Sie eine Scheibe Schinken und eine Scheibe Käse in die Mitte jeder offenen Hähnchenbrust. Falten Sie die Seiten der Hähnchenbrust über die Füllung, als ob sie eine Rolle bilden würden, und verschließen Sie sie mit einem Zahnstocher oder binden Sie sie mit Küchengarn zusammen, um die Füllung an Ort und Stelle zu halten. Erhitzen Sie eine beschichtete Pfanne mit etwas nativem Olivenöl extra und braten Sie die gefüllten Hähnchenbrüste bei mittlerer bis hoher Hitze einige Minuten lang an, bis sie von allen Seiten braun sind.

Die gefüllten Hähnchenbrüste auf ein
Backblech legen und im vorgeheizten Ofen
etwa 30–40 Minuten garen, oder bis das
Hähnchen vollständig gegart ist und der
Käse darin geschmolzen und zäh ist. Lassen
Sie die gefüllten Hähnchenbrüste nach dem
Garen einige Minuten ruhen, bevor Sie den
Zahnstocher oder das Küchengarn
entfernen. Servieren Sie das mit Schinken
und Käse gefüllte Hähnchen heiß, in
Scheiben geschnitten, dazu Beilagen Ihrer
Wahl wie Ofenkartoffeln, Grillgemüse oder
Salat.

GEGRILLTE MISCHFLEISCHSPIESSE

Zubereitungszeit: ca. 20/30 Minuten

Garzeit: ca. 10/15 Minuten

Dosierung für 4 Personen

Zutaten:

500 g gemischtes Rindfleisch,

Schweinefleisch, Huhn, Lamm, in Würfel geschnitten

Salz und Pfeffer nach Geschmack

Natives Olivenöl extra

Gewürze oder Marinade nach Wahl (z.B. Paprika,, Curry, Knoblauchpulver, Zitronensaft usw.)

Gemüse nach Wahl (wie Paprika, Zwiebeln,

Kirschtomaten, Zucchini usw.), in Würfel schneiden

Vorbereitung:

Würzen Sie das gemischte Fleisch in einer

Schüssel mit Salz, Pfeffer, nativem Olivenöl extra und den Gewürzen oder der Marinade Ihrer Wahl. Mindestens 20/30 Minuten marinieren lassen, um die Aromen aufzunehmen. Bereiten Sie die Spieße vor, indem Sie abwechselnd Fleischwürfel und Gemüse auf Metall- oder Holzspieße stecken und dabei etwas Platz zwischen den Stücken lassen, damit sie gleichmäßig gegart werden. Erhitzen Sie den Grill oder eine Grillpfanne bei mittlerer bis hoher Hitze und bestreichen Sie sie mit etwas nativem Olivenöl extra. Braten Sie die Spieße auf dem vorgeheizten Grill oder in der Pfanne etwa 5 bis 8 Minuten pro Seite oder bis das Fleisch gar ist und das Gemüse weich und leicht verkohlt ist. Während des Kochens können Sie die Spieße mit etwas der restlichen Marinade bestreichen, um ihnen Geschmack zu verleihen und sie saftig zu halten. Nehmen Sie die Spieße nach dem Garen aus dem Grill oder der Pfanne und lassen Sie sie vor dem Servieren einige Minuten ruhen.

RINDERFILET MIT
GRÜNE PFEFFERSAUCE

Zubereitungszeit: ca. 10/15 Minuten

Garzeit: ca. 10/15 Minuten

Dosierung für 4 Personen

Zutaten:

4 Rinderfilets à ca. 200 g

Salz und Pfeffer nach Geschmack

Natives Olivenöl extra

2 Esslöffel grüne Paprika hinein

Salzlake, abgetropft und zerkleinert

200 ml Kochsahne

50 ml Brandy (optional)

Vorbereitung:

Eine hitzebeständige Pfanne bei mittlerer bis hoher Hitze vorheizen und etwas Öl auftragen

Natives Olivenöl extra. Die Rinderfilets von beiden Seiten mit Salz und Pfeffer würzen. Die Rinderfilets in der vorgeheizten Pfanne etwa 3–5 Minuten auf jeder Seite garen, oder bis sie den gewünschten Gargrad erreicht haben. Sie können die Garzeit je nach Ihren Kochvorlieben anpassen (selten, mittel-selten, gut durch). Nach dem Garen die Rinderfilets auf einen Teller legen und zum Warmhalten mit Folie abdecken. Geben Sie in die gleiche Pfanne die eingelegte grüne Paprika und rühren Sie einige Sekunden lang um. Sahne und Brandy (falls gewünscht) hinzufügen und gut verrühren. Einige Minuten kochen lassen, bis die Sauce leicht eindickt. Fügen Sie Butter (optional) hinzu, um die Sauce anzureichern, und rühren Sie, bis sie geschmolzen ist. Die Soße vom Herd nehmen und bei Bedarf Salz und Pfeffer hinzufügen. Servieren Sie die Rinderfilets heiß, in Scheiben geschnitten und mit der grünen Pfeffersauce darüber.

HÜHNCHEN-CACCIATORA

Zubereitungszeit: ca. 15 Minuten

Kochzeit: ca. 50 Minuten

Dosierung für 4 Personen

Zutaten:

6 Stück Hähnchen (z. B. Schenkel, Brüste, Flügel), Salz und Pfeffer nach Geschmack Mehl zum Bestreichen des Hähnchens Natives Olivenöl extra, 1 große Zwiebel, in Scheiben geschnitten, 23 Knoblauchzehen, gehackt

200 ml Tomatenpüree

200 ml Hühnerbrühe

1 Zweig Rosmarin 1 Lorbeerblatt

100 g schwarze Oliven, entkernt

Vorbereitung:

Das Hähnchen auf beiden Seiten mit Salz und Pfeffer würzen Den Rand bedecken und leicht mit Mehl bestäuben. Erhitzen Sie eine

hitzebeständige Pfanne bei mittlerer bis hoher Hitze und geben Sie etwas natives Olivenöl extra hinzu. Das Hähnchen in der vorgeheizten Pfanne von beiden Seiten goldbraun braten. Das Hähnchen aus der Pfanne nehmen und beiseite stellen. In derselben Pfanne die Zwiebel und den Knoblauch hinzufügen und anbraten, bis sie weich und glasig sind. Tomatenpüree, Hühnerbrühe, Rosmarin, Lorbeerblatt und Rotwein (falls gewünscht) hinzufügen. Gut mischen. Das Hähnchen zurück in die Pfanne geben und alles zum Kochen bringen. Reduzieren Sie die Hitze auf mittlere bis niedrige Stufe, decken Sie die Pfanne ab und lassen Sie es etwa 40 Minuten lang kochen, oder bis das Huhn zart und vollständig gegart ist. Die schwarzen Oliven und geschnittenen Pilze (falls gewünscht) in die Pfanne geben und weitere 5 bis 10 Minuten kochen lassen. Vor dem Servieren den Rosmarinzweig und das Lorbeerblatt entfernen. Servieren Sie das Hähnchen-Cacciatore heiß, begleitet von Beilagen Ihrer Wahl wie Ofenkartoffeln, Reis oder Gemüse.

LAMMKOTELETTEN MIT ROSMARIN

Zubereitungszeit: ca. 15 Minuten

Kochzeit: ca. 15 Minuten

Dosierung für 4 Personen

Zutaten:

8 Lammkoteletts

Salz und Pfeffer nach Geschmack

Natives Olivenöl extra

23 Zweige frischer Rosmarin

2 Knoblauchzehen, gehackt

Saft einer halben Zitrone

Vorbereitung:

Einen Grill oder eine beschichtete Pfanne bei mittlerer Hitze vorheizen. Die Lammkoteletts auf beiden Seiten mit Salz und Pfeffer würzen. Bestreichen Sie beide Seiten der Koteletts mit etwas Olivenöl. Geben Sie frischen Rosmarin und gehackten Knoblauch zu den Koteletts und drücken Sie ihn leicht an, damit er festklebt. Grillen Sie die Lammkoteletts etwa 4 bis 6 Minuten pro Seite oder bis sie den gewünschten Gargrad erreicht haben. Sie können die Garzeit je nach Ihren Kochvorlieben anpassen (selten, mittel-selten, gut durch). Während des Kochens können Sie Zitronensaft auf die Rippchen drücken, um ihnen einen Hauch von Frische zu verleihen. Nach dem Garen die Lammkoteletts auf einen Teller geben und vor dem Servieren einige Minuten ruhen lassen. Servieren Sie die Rosmarin-Lammkoteletts heiß, begleitet von Beilagen Ihrer Wahl wie Bratkartoffeln, Grillgemüse oder Salat.

PFERDESTEAK MIT KNOBLAUCHSAUCE

Zubereitungszeit: ca. 10/15 Minuten

Garzeit: ca. 10/15 Minuten

Dosierung für 4 Personen

Zutaten:

4 Pferdesteaks

Salz und Pfeffer nach Geschmack

Natives Olivenöl extra

46 Knoblauchzehen, gehackt

Frische Petersilie, gehackt

Zitronensaft

Vorbereitung:

Einen Grill oder eine beschichtete Pfanne bei mittlerer bis hoher Hitze vorheizen.

Die Pferdesteaks von beiden Seiten mit Salz und Pfeffer würzen. Bestreichen Sie beide Seiten der Steaks mit etwas Olivenöl. Den gehackten Knoblauch zu den Steaks geben und leicht andrücken, damit er festklebt. Grillen Sie die Pferdesteaks etwa 46 Minuten pro Seite oder bis sie den gewünschten Gargrad erreicht haben. Sie können die Garzeit je nach Ihren Kochvorlieben anpassen (selten, mittel-selten, gut durch). Während des Garens können Sie den Steaks etwas Zitronensaft hinzufügen, um ihnen Frische zu verleihen. Nach dem Garen die Pferdesteaks auf einen Teller legen und vor dem Servieren einige Minuten ruhen lassen. Kurz vor dem Servieren gehackte Petersilie über die Steaks streuen. Servieren Sie die Pferdesteaks mit Knoblauchsauce heiß, dazu Beilagen Ihrer Wahl wie Ofenkartoffeln, Grillgemüse oder Salat.

SCHWEINEBRATEN MIT OFNKARTOFFELN

Zubereitungszeit: ca. 15/20 Minuten

Kochzeit: ca. 1 Stunde und 30 Minuten

Dosierung für 4 Personen

Zutaten:

1 kg Schweinebraten

Salz und Pfeffer nach Geschmack

Aromatische Kräuter (Rosmarin, Thymian, Salbei) nach Geschmack

1 kg Kartoffeln, in Würfel geschnitten

Natives Olivenöl extra

23 Knoblauchzehen, gehackt

Saft von 1 Zitrone

Vorbereitung:

Den Backofen auf 180°C vorheizen. Den Schweinebraten mit Salz, Pfeffer und

Kräutern würzen. Auf einem Backblech die Kartoffelwürfel gleichmäßig verteilen. Den gehackten Knoblauch, Salz, Pfeffer und einen Schuss Olivenöl hinzufügen. Gut vermischen, um die Kartoffeln mit dem Aroma zu bedecken. Den Schweinebraten auf dem Backblech auf die Kartoffeln legen. Den Zitronensaft über den Braten pressen und einen Schuss Olivenöl hinzufügen. Stellen Sie den Bräter in den vorgeheizten Ofen und lassen Sie ihn etwa 1 Stunde und 30 Minuten lang garen, oder bis der Braten eine Innentemperatur von mindestens 165 °F erreicht und die Kartoffeln weich und goldbraun sind. Überprüfen Sie während des Kochens gelegentlich den Braten und die Kartoffeln und wenden Sie die Kartoffeln, um sicherzustellen, dass sie gleichmäßig garen. Nehmen Sie den Schweinebraten nach dem Garen aus dem Ofen und lassen Sie ihn einige Minuten ruhen, bevor Sie ihn in Scheiben schneiden. Serviert den Schweinebraten heiß, begleitet von Ofenkartoffeln.

KALBSLEBER VENEZIANISCHER ART

Zubereitungszeit: ca. 10/15 Minuten

Kochzeit: ca. 20/25 Minuten

Dosierung für 4 Personen

Zutaten:

500 g Kalbsleber, in dünne Scheiben schneiden

Salz und Pfeffer nach Geschmack, Butter nach Geschmack

Mehl nach Geschmack (um die Leber zu bemehlen)

23 mittelgroße Zwiebeln, in dünne Scheiben geschnitten, 1/2 Tasse Weißwein

Frische Petersilie, gehackt (optional)

Vorbereitung:

Die Leberscheiben mit Salz und Pfeffer würzen und beide Seiten der Scheiben leicht bemehlen. In einer beschichteten Pfanne etwas Butter bei mittlerer bis hoher Hitze

schmelzen. Die Leberscheiben in die Pfanne geben und auf jeder Seite 23 Minuten braten, bis sie gut gebräunt sind. Die Leber aus der Pfanne nehmen und beiseite stellen. Geben Sie in die gleiche Pfanne bei Bedarf eine weitere Portion Butter und fügen Sie die in Scheiben geschnittenen Zwiebeln hinzu. Die Zwiebeln bei mittlerer Hitze kochen, bis sie weich und leicht karamellisiert sind. Den Weißwein in die Pfanne gießen und einige Minuten verdampfen lassen. Die gebräunten Leberscheiben mit den Zwiebeln und dem Wein in die Pfanne geben. Kochen Sie die Leber und die Zwiebeln weitere 57 Minuten lang zusammen oder bis die Leber gar, aber in der Mitte noch weich ist. Sobald Sie fertig sind, können Sie die Leber mit etwas gehackter frischer Petersilie bestreuen (optional). Servieren Sie die Kalbsleber nach venezianischer Art heiß, begleitet von Beilagen Ihrer Wahl wie Polenta, Kartoffelpüree oder Gemüse der Saison.

RINDERKOTELETT MIT TOMATENSAUCE

Zubereitungszeit: ca. 15/20 Minuten

Garzeit: ca. 30/40 Minuten

Dosierung für 4 Personen

Zutaten:

4 Rinderkoteletts

Salz und Pfeffer nach Geschmack

Mehl nach Geschmack (um die Koteletts zu bemehlen)

Natives Olivenöl extra

1 mittelgroße Zwiebel, fein gehackt

23 Knoblauchzehen, gehackt

400 g geschälte Tomaten, gehackt

1 Teelöffel Zucker

Frischer Basilikum, gehackt (optional)

Vorbereitung:

**Die Rinderkoteletts mit Salz und Pfeffer
würzen und von beiden Seiten leicht
bemehlen. In einer großen Pfanne etwas
Olivenöl bei mittlerer bis hoher Hitze
erhitzen. Die Koteletts in die Pfanne geben
und auf jeder Seite 45 Minuten braten, bis
sie gut gebräunt sind. Die Koteletts aus der
Pfanne nehmen und beiseite stellen. Geben
Sie in die gleiche Pfanne bei Bedarf etwas
Olivenöl und fügen Sie die gehackte Zwiebel
hinzu. Die Zwiebel bei mittlerer Hitze
kochen, bis sie weich und glasig ist. Den
gehackten Knoblauch mit der Zwiebel in die
Pfanne geben und weitere 12 Minuten
kochen lassen. Die gehackten geschälten
Tomaten mit der Zwiebel und dem
Knoblauch in die Pfanne geben. Fügen Sie
außerdem einen Teelöffel Zucker hinzu, um
den Säuregehalt der Tomaten auszugleichen.**

Bringen Sie die Tomatensauce zum Kochen, reduzieren Sie die Hitze auf mittlere bis niedrige Stufe und kochen Sie sie etwa 1520 Minuten lang oder bis die Sauce leicht eindickt. Die Rinderkoteletts zur Tomatensoße geben und bei mittlerer Hitze weitere 10–15 Minuten garen, oder bis die Koteletts gar und zart sind. Vor dem Servieren können Sie die Koteletts mit gehacktem frischem Basilikum bestreuen (optional).

SCHWEINSWÜRSTE MIT KARTOFFELPÜREE

Zubereitungszeit: ca. 15/20 Minuten

Kochzeit: ca. 20/25 Minuten

Dosierung für 4 Personen

Zutaten:

4 Schweinswürste

Natives Olivenöl extra

4 mittelgroße Kartoffeln, geschält und in Würfel geschnitten

Salz nach Geschmack Butter nach Geschmack

Milch nach Geschmack, schwarzer Pfeffer nach Geschmack

Frische Petersilie, gehackt (optional)

Vorbereitung:

In einer Pfanne etwas Olivenöl bei mittlerer bis hoher Hitze erhitzen. Die Schweinswürste in die Pfanne geben und 10 bis 12 Minuten braten, dabei gelegentlich wenden, bis sie gut gegart und gebräunt sind. In der Zwischenzeit in einem Topf leicht gesalzenes Wasser zum Kochen bringen und die Kartoffelwürfel hinzufügen. Kochen Sie die Kartoffeln, bis sie weich sind, und lassen Sie sie dann abtropfen. Die gekochten Kartoffeln mit einer Prise Salz, etwas Butter und etwas Milch zerstampfen. Weiter pürieren, bis eine glatte, cremige Konsistenz entsteht. Nach Geschmack schwarzen Pfeffer hinzufügen. Sobald Sie fertig sind, servieren Sie die heißen Schweinswürste mit dem Kartoffelpüree.

GRILL-LAMMRIPPEN

Zubereitungszeit: ca. 20 Minuten

Kochzeit: ca. 1 Stunde und 30 Minuten

Dosierung für 4 Personen

Zutaten:

1 kg Lammrippen

Salz und Pfeffer nach Geschmack

Süßes Paprikapulver nach Geschmack

1/2 Tasse Barbecuesauce

2 Esslöffel Sojasauce

2 Esslöffel Honig

Saft von 1 Zitrone

2 Knoblauchzehen, fein gehackt

Natives Olivenöl extra

Vorbereitung:

Barbecue-Grill auf mittlere bis hohe Hitze vorheizen. Die Lammrippen mit Salz, Pfeffer und süßem Paprika würzen. In einer Schüssel Barbecue-Sauce, Sojasauce, Honig, Zitronensaft und gehackten Knoblauch vermischen und dabei darauf achten, dass alle Seiten gut bedeckt sind. Die Lammrippen auf den Grill legen und etwa 1 Stunde und 30 Minuten garen, dabei gelegentlich wenden und mit der restlichen Marinade bestreichen. Achten Sie beim Garen darauf, dass die Rippchen gar, aber noch zart und saftig sind. Sobald die Lammrippen fertig sind, nehmen Sie sie vom Grill und lassen Sie sie vor dem Servieren einige Minuten ruhen. Servieren Sie die heißen Lammrippchen vom Grill, begleitet von Beilagen Ihrer Wahl wie Salat, Ofenkartoffeln oder gegrilltem Gemüse.

GEGRILLTES ENTENSTEAK

Zubereitungszeit: ca. 15 Minuten

Kochzeit: ca. 10 Minuten

Dosierung für 4 Personen

Zutaten:

4 Entensteaks

Salz und Pfeffer nach Geschmack

2 Esslöffel natives Olivenöl extra

2 Knoblauchzehen, fein gehackt

Frischer Rosmarin, gehackt (optional)

Saft von 1 Zitrone

Vorbereitung:

Den Grill auf mittlere bis hohe Hitze vorheizen. Die Entensteaks mit Salz, Pfeffer und nativem Olivenöl extra würzen. Nach Belieben gehackten Knoblauch und frischen Rosmarin zum Fleisch hinzufügen. Legen Sie die Entensteaks auf den Grill und grillen Sie sie etwa 45 Minuten pro Seite oder bis sie außen gut gebräunt und in der Mitte rosa sind. Bestreichen Sie die Steaks während des Garens mit Zitronensaft, um ihnen einen Hauch von Frische zu verleihen. Nach dem Garen die Entensteaks vom Grill nehmen und vor dem Servieren einige Minuten ruhen lassen. Servieren Sie die gegrillten Entensteaks heiß, begleitet von Beilagen Ihrer Wahl wie Bratkartoffeln, Grillgemüse oder gemischtem Salat.

HUHN MIT ZITRONE UND PETERSILIE

Zubereitungszeit: ca. 15 Minuten

Kochzeit: ca. 30/35 Minuten

Dosierung für 4 Personen

Zutaten:

4 Hähnchenbrüste

Salz und Pfeffer nach Geschmack

Saft von 2 Zitronen

Abgeriebene Schale von 1 Zitrone

Frische Petersilie, fein gehackt

Natives Olivenöl extra

Vorbereitung:

Den Backofen auf 200°C vorheizen. Die Hähnchenbrüste mit Salz, Pfeffer, Zitronensaft und abgeriebener Zitronenschale würzen. Etwas Olivenöl in einer Pfanne bei mittlerer bis hoher Hitze erhitzen. Die Hähnchenbrüste in die Pfanne geben und auf jeder Scite 23 Minuten goldbraun braten. Übertragen Sie die Hähnchenbrüste auf ein Backblech und garen Sie sie im vorgeheizten Ofen etwa 25 bis 30 Minuten lang oder bis sie vollständig gegart und saftig sind. In den letzten Minuten der Garzeit die Hähnchenbrüste mit gehackter frischer Petersilie bestreuen. Nehmen Sie das Zitronen-Petersilien-Hähnchen aus dem Ofen und servieren Sie es heiß, begleitet von Beilagen Ihrer Wahl wie Reispilaw, Bratkartoffeln oder gedünstetem Gemüse.

SCHWEINEFILET
IN SPECKMANTEL

Zubereitungszeit: ca. 15 Minuten

Kochzeit: ca. 30 Minuten

Dosierung für 4 Personen

Zutaten:

4 Schweinefilets

Salz und Pfeffer nach Geschmack

8 Scheiben Speck

Natives Olivenöl extra

Vorbereitung:

Den Backofen auf 200°C vorheizen. Die Schweinefilets mit Salz und Pfeffer würzen. Jedes Schweinefilet mit 2 Scheiben Speck umwickeln und darauf achten, dass das Fleisch gut bedeckt ist. Etwas Olivenöl in einer Pfanne bei mittlerer bis hoher Hitze erhitzen. Dic mit Speck umwickelten Schweinefilets in die Pfanne geben und auf jeder Seite 23 Minuten braten, bis der Speck knusprig ist. Übertragen Sie die Schweinefilets auf das Backblech und backen Sie sie im vorgeheizten Ofen etwa 25 Minuten lang oder bis sie gar und saftig sind. Nehmen Sie das mit Speck umwickelte Schweinefilet aus dem Ofen und lassen Sie es vor dem Servieren einige Minuten ruhen. Servieren Sie das Schweinefilet heiß, begleitet von Beilagen Ihrer Wahl wie Ofenkartoffeln, Kartoffelpüree oder gegrilltem Gemüse.

GEBRATENE HÜHNERLEBER

Zubereitungszeit: 10 Minuten

Kochzeit: 10 Minuten

für 4 Personen:

Zutaten:

500 g Hühnerleber

Salz nach Geschmack

Nach Bedarf pfeffern

Mehl nach Geschmack

Olivenöl nach Geschmack

1 mittelgroße Zwiebel,

in Scheiben geschnitten (optional)

Vorbereitung:

Reinigen Sie die Hühnerleber gründlich und entfernen Sie alle Fettteile und unerwünschten Rippen. Die Hühnerleber in dünne Scheiben schneiden und mit Salz und Pfeffer würzen. Die Leberscheiben im Mehl wenden und leicht schütteln, um den Überschuss zu entfernen. Etwas Olivenöl in einer beschichteten Pfanne bei mittlerer bis hoher Hitze erhitzen. Geben Sie die Hühnerleber in die Pfanne und kochen Sie sie auf jeder Seite etwa 4–5 Minuten lang, bis sie goldbraun ist und eine leichte Kruste entsteht. Nach Belieben die Zwiebelscheiben in die Pfanne geben und zusammen mit der Leber einige Minuten anbraten. Die gebratene Hühnerleber heiß servieren.

VENIS-STEAK MIT HEIDELBEERSOSSE

Zubereitungszeit: 15/20 Minuten

+ 10/15 Minuten für die Blaubeersauce

Garzeit: 4 bis 8 Minuten pro Seite

für 4 Personen:

Zutaten

4 Hirschsteaks (à ca. 200 g)

Salz nach Geschmack Pfeffer nach Geschmack

Olivenöl nach Geschmack

200 g frische oder gefrorene Blaubeeren

1/4 Tasse Zucker, Saft einer halben Zitrone

1/2 Tasse Rinderbrühe

Vorbereitung:

Den Backofen auf 180°C vorheizen. Die Hirschsteaks mit Salz und Pfeffer würzen. Erhitze ein Etwas Olivenöl in einer hitzebeständigen Pfanne bei mittlerer Hitze erhitzen. Die Hirschsteaks in die Pfanne geben und je nach gewünschtem Gargrad 24 Minuten pro Seite braten. Übertragen Sie die Steaks auf ein Backblech und garen Sie sie bei Bedarf weitere 5/10 Minuten im vorgeheizten Ofen, bis der gewünschte Gargrad erreicht ist. In der Zwischenzeit die Blaubeersauce zubereiten: In einem Topf Blaubeeren, Zucker, Zitronensaft und Fleischbrühe oder Wildbretsaft hinzufügen. Zum Kochen bringen und die Hitze auf mittlere bis niedrige Stufe reduzieren. Etwa 10–15 Minuten kochen lassen, bis die Blaubeeren zerfallen und die Sauce leicht eindickt. Wenn die Soße zu flüssig ist, können Sie zum Andicken einen Teelöffel in etwas Wasser aufgelöste Maisstärke hinzufügen. Sobald die Steaks fertig sind, lassen Sie sie einige Minuten ruhen, bevor Sie sie in Scheiben schneiden. Die Hirschsteakscheiben mit der heißen Preiselbeersauce servieren. Sie können nach Belieben Beilagen hinzufügen, beispielsweise Ofenkartoffeln oder gegrilltes Gemüse.

FLEISCHBÄLLCHEN MITSAUCE

Zubereitungszeit: 20/30 Minuten

Kochzeit: 20/25 Minuten

Zubereitung der Soße: 15/20 Minuten

für 4 Personen:

Zutaten

Für die Fleischbällchen:

500 g Hackfleisch (Rind,

Schweinefleisch, Kalbfleisch oder eine Kombination)

1 Ei, 1/2 Tasse Semmelbrösel

1/4 Tasse geriebener Käse

(Parmesan oder Pecorino)

1 Knoblauchzehe, fein gehackt

2 Esslöffel gehackte frische Petersilie

Salz und Pfeffer nach Geschmack

Für die Soße: 2 Esslöffel Olivenöl

1 mittelgroße Zwiebel, fein gehackt

2 Knoblauchzehen, fein gehackt

1 Dose (400 g) geschälte Tomaten

1/2 Tasse Rinderbrühe oder Wasser

Salz und Pfeffer nach Geschmack

Frischer Basilikum zum Garnieren (optional)

Vorbereitung:

Für die Fleischbällchen: In einer großen Schüssel Rinderhackfleisch, Ei, Semmelbrösel, geriebenen Käse, Knoblauch, Petersilie, Salz und Pfeffer vermischen. Gut vermischen, bis eine homogene Mischung entsteht. Mit den Händen Fleischbällchen in der gewünschten Größe formen, dabei leicht runden und verdichten. Etwas Olivenöl in einer beschichteten Pfanne bei mittlerer bis hoher Hitze erhitzen.

Die Fleischbällchen in die Pfanne geben und etwa 10–12 Minuten braten, dabei vorsichtig wenden, damit sie von allen Seiten braun werden. Nach dem Garen die Fleischbällchen auf einen Teller legen und mit Alufolie abdecken, um sie warm zu halten. Für die Soße: In derselben Pfanne, in der auch die Fleischbällchen gemacht wurden, das Olivenöl bei mittlerer Hitze erhitzen. Die gehackte Zwiebel und den Knoblauch dazugeben und anbraten, bis sie weich und goldbraun sind. Die geschälten, mit den Händen zerdrückten Tomaten und die Fleischbrühe hinzufügen. Gut vermischen und die Soße zum Kochen bringen. Reduzieren Sie die Hitze auf mittlere bis niedrige Stufe und lassen Sie die Sauce etwa 10–15 Minuten kochen, bis sie leicht eindickt. Mit Salz und Pfeffer abschmecken. Die Fleischbällchen in die Sauce geben und weitere 5 Minuten kochen lassen, damit sie aromatisiert und erhitzt werden. Servieren Sie die Fleischbällchen mit Soße heiß und bestreut mit frischem Basilikum (falls gewünscht).

SCHWEINEKOTELETTS MIT SENF

Zubereitungszeit: 15 Minuten

Kochzeit: 15/20 Minuten

für 4 Personen:

Zutaten

8 Schweinekoteletts

Salz und Pfeffer nach Geschmack

2 Esslöffel Dijon-Senf

2 Esslöffel Honig

2 Esslöffel Olivenöl

Vorbereitung:

Den Backofen auf 200°C vorheizen. Die Schweinekoteletts von beiden Seiten mit Salz und Pfeffer würzen.

In einer kleinen Schüssel Dijon-Senf und
Honig glatt rühren. Die Honig-Senf-Sauce
auf beiden Seiten der Schweinekoteletts
verteilen. Erhitzen Sie das Olivenöl in einer
hitzebeständigen Pfanne bei mittlerer bis
hoher Hitze. Geben Sie die Rippchen in die
Pfanne und braten Sie sie etwa 3/4 Minuten
pro Seite, bis sich eine goldene Kruste bildet.
Übertragen Sie die Rippchen auf ein
Backblech und garen Sie sie im vorgeheizten
Ofen weitere 10 bis 12 Minuten oder bis sie
den gewünschten Garpunkt erreicht haben.
Lassen Sie die Rippchen nach dem Garen
einige Minuten ruhen, bevor Sie sie
servieren. Servieren Sie die Senf-
Schweinekoteletts heiß, begleitet von
Beilagen Ihrer Wahl, wie zum Beispiel
Ofenkartoffeln oder gegrilltem Gemüse.

RINDERSTEAK MIT KNOBLAUCHBUTTER

Zubereitungszeit: 10/15 Minuten

Garzeit: 4 bis 8 Minuten pro Seite

für 4 Personen:

Zutaten:

4 Rindersteaks (à ca. 200 g)

Salz und Pfeffer nach Geschmack

Olivenöl nach Geschmack

4 Esslöffel Butter

4 Knoblauchzehen, fein gehackt

Gehackte frische Petersilie zum

Garnieren (optional)

Vorbereitung:

Den Backofen auf 180°C vorheizen. Die Rindersteaks von beiden Seiten mit Salz und Pfeffer würzen. Etwas Olivenöl in einer hitzebeständigen Pfanne bei mittlerer bis hoher Hitze erhitzen. Die Steaks in die Pfanne geben und je nach gewünschtem Gargrad 24 Minuten pro Seite garen. Übertragen Sie die Steaks auf ein Backblech und garen Sie sie bei Bedarf weitere 5/10 Minuten im vorgeheizten Ofen, bis der gewünschte Gargrad erreicht ist. In der Zwischenzeit in einer kleinen Pfanne die Butter bei mittlerer bis niedriger Hitze schmelzen. Fügen Sie den gehackten Knoblauch hinzu und braten Sie ihn etwa 12 Minuten lang, bis er goldbraun ist und duftet. Lassen Sie die Steaks nach dem Garen einige Minuten ruhen, bevor Sie sie servieren. Kurz vor dem Servieren die Knoblauchbutter über die Steaks gießen und (falls gewünscht) mit gehackter frischer Petersilie garnieren.

HUHNERCURRY

Zubereitungszeit: 15/20 Minuten

Kochzeit: 25/30 Minuten

für 4 Personen:

Zutaten:

4 Hähnchenbrüste, in Würfel geschnitten

Salz und Pfeffer nach Geschmack

2 Esslöffel Pflanzenöl

1 mittelgroße Zwiebel, fein gehackt

2 Knoblauchzehen, fein gehackt

2 Esslöffel Currypulver

1 Dose (400 ml) Kokosmilch

1 Tasse Hühnerbrühe

2 Karotten, in dünne Scheiben schneiden

1 Paprika, in Würfel schneiden

Vorbereitung:

Die Hähnchenwürfel mit Salz und Pfeffer würzen. Pflanzenöl in einer Pfanne bei mittlerer bis hoher Hitze erhitzen. Das Hähnchen in die Pfanne geben und von allen Seiten goldbraun braten. Das Hähnchen aus der Pfanne nehmen und beiseite stellen. In dieselbe Pfanne die gehackte Zwiebel und den Knoblauch geben. Braten Sie sie, bis sie weich und goldbraun sind. Das Currypulver hinzufügen und 12 Minuten lang gut vermischen, damit sich die Aromen entfalten. Kokosmilch und Hühnerbrühe hinzufügen. Gut vermischen und alles zum Kochen bringen. Reduzieren Sie die Hitze auf mittlere bis niedrige Stufe und fügen Sie die Karotten und die Paprika hinzu. Decken Sie die Pfanne ab und kochen Sie sie etwa 15 bis 20 Minuten lang oder bis das Gemüse weich ist. Die Hähnchenwürfel in die Pfanne geben und weitere 5 bis 10 Minuten braten, bis das Hähnchen gar ist und die Soße leicht eindickt. Sobald es fertig ist, servieren Sie das Hühnchen-Curry heiß, begleitet von Basmatireis oder Naan.

SCHWEINEKOTELETTS MIT STEINPILZSAUCE

Zubereitungszeit: 15/20 Minuten

Kochzeit: 12/15 Minuten

für 4 Personen:

Zutaten:

4 Schweinekoteletts, jeweils etwa 150 g

Salz und Pfeffer nach Geschmack

2 Esslöffel Olivenöl

1 mittelgroße Zwiebel, fein gehackt

200 g frische Steinpilze

oder getrocknet (eingeweicht und ausgewrungen)

1 Tasse Rinderbrühe

1/2 Tasse Sahne

Vorbereitung:

**Die Schweinekoteletts von beiden Seiten mit
Salz und Pfeffer würzen. Das Olivenöl in
einer Pfanne bei mittlerer bis hoher Hitze
erhitzen. Die Schweinekoteletts in die Pfanne
geben und auf jeder Seite etwa 6 bis 8
Minuten braten, bis sie gar und goldbraun
sind. Die Koteletts aus der Pfanne nehmen
und warm halten. In dieselbe Pfanne die
gehackte Zwiebel und die Steinpilze geben.
Kochen Sie sie, bis die Zwiebel weich und die
Pilze goldbraun sind. Die Rinderbrühe in die
Pfanne geben und alles zum Kochen bringen.
Die Hitze auf mittlere bis niedrige Stufe
reduzieren und etwa 58 Minuten kochen
lassen, bis die Sauce leicht eindickt. Die
Kochsahne in die Pfanne geben und gut
vermischen. Weitere 23 Minuten
weiterkochen, bis die Sauce gut vermischt
und cremig ist. Sobald Sie fertig sind,
servieren Sie die Schweinekoteletts heiß,
begleitet von der Steinpilzsauce.**

PUTENWÜRSTE MIT GERÖSTETEN PAPRIKASCHOTEN

Zubereitungszeit: 20 Minuten

Kochzeit: 30/40 Minuten

für 4 Personen:

Zutaten :

8 Putenwürste

2 Esslöffel Olivenöl

2 Paprika in verschiedenen Farben,

in Streifen schneiden

Salz und Pfeffer nach Geschmack

Gehackte frische Petersilie

zum Garnieren (optional)

Vorbereitung:

Den Backofen auf 200°C vorheizen. Die Paprikastreifen auf einem Backblech anrichten und mit Salz, Pfeffer und einem Schuss Olivenöl würzen. Gut vermischen, um die Paprika zu bedecken. Die Paprikaschoten im vorgeheizten Backofen etwa 20–25 Minuten garen, bis sie weich und leicht goldbraun sind. Nehmen Sie sie aus dem Ofen und stellen Sie sie beiseite. In der Zwischenzeit das Olivenöl in einer Pfanne bei mittlerer bis hoher Hitze erhitzen. Die Putenwürste in die Pfanne geben und etwa 5 bis 6 Minuten auf jeder Seite braten, bis sie gar und goldbraun sind. Sobald Sie fertig sind, servieren Sie die Putenwürste heiß, begleitet von den gerösteten Paprikaschoten. Mit gehackter frischer Petersilie garnieren (falls gewünscht).

KALBSSTEAK MIT ROTWEINSAUCE

Zubereitungszeit: 20 Minuten

Garzeit: 35 Minuten pro Seite)

für 4 Personen:

Zutaten:

4 Kalbssteaks (à ca. 200 g)

Salz und Pfeffer nach Geschmack, Olivenöl nach Geschmack

1 mittelgroße Zwiebel, fein gehackt

2 Knoblauchzehen, fein gehackt

200 ml Rotwein,

200 ml Fleischbrühe

2 Esslöffel kalte Butter, in Würfel schneiden

Vorbereitung:

Die Kalbssteaks von beiden Seiten mit Salz und Pfeffer würzen. Etwas Olivenöl in einer Pfanne bei mittlerer bis hoher Hitze erhitzen. Geben Sie die Steaks in die Pfanne und kochen Sie sie je nach gewünschtem Gargrad 35 Minuten pro Seite. Steaks aus der Pfanne nehmen und warm halten. In dieselbe Pfanne die gehackte Zwiebel und den Knoblauch geben. Braten Sie sie, bis sie weich und goldbraun sind. Geben Sie den Rotwein in die Pfanne und lassen Sie ihn bei mittlerer bis hoher Hitze auf etwa die Hälfte reduzieren. Die Rinderbrühe in die Pfanne geben und alles zum Kochen bringen. Reduzieren Sie die Hitze auf mittlere bis niedrige Stufe und lassen Sie es etwa 5 bis 8 Minuten kochen, bis die Sauce leicht eindickt. Nehmen Sie die Pfanne vom Herd und geben Sie die kalte, gewürfelte Butter hinzu. Gut verrühren, bis die Butter schmilzt und die Soße cremig wird. Sobald die Kalbssteaks fertig sind, servieren Sie sie heiß mit der Rotweinsauce.

CHILLI-HÄHNCHEN

Zubereitungszeit: 20 Minuten

Kochzeit: 20/25 Minuten

für 4 Personen:

Zutaten:

4 Hähnchenbrüste, ohne Haut und ohne Knochen

Salz und Pfeffer nach Geschmack

2 Esslöffel Olivenöl

34 frische rote Chilischoten, in Scheiben geschnitten

3 Knoblauchzehen, fein gehackt

Saft von 1 Zitrone

Vorbereitung:

Die Hähnchenbrüste von beiden Seiten mit Salz und Pfeffer würzen. Das Olivenöl in einer Pfanne bei mittlerer bis hoher Hitze erhitzen. Geben Sie das Hähnchen in die Pfanne und kochen Sie es auf jeder Seite etwa 10–12 Minuten lang, bis es gut gegart und goldbraun ist. Das Hähnchen aus der Pfanne nehmen und warm halten. In dieselbe Pfanne die roten Chilis und den gehackten Knoblauch geben. Frittieren Sie sie 12 Minuten lang, bis sie weich und duftend werden. Den Zitronensaft in die Pfanne geben und gut vermischen. Geben Sie das Hähnchen zurück in die Pfanne und kochen Sie es zusammen mit den Chilis und dem Knoblauch weitere 23 Minuten lang, damit es gut schmeckt. Sobald es fertig ist, servieren Sie das Chili-Hähnchen heiß.

LAMM IN AROMATISCHER KRÄUTERKRUST

Zubereitungszeit: 25 Minuten

Kochzeit: 30 Minuten

für 4 Personen:

Zutaten:

4 Lammkoteletts

Salz und Pfeffer nach Geschmack

2 Esslöffel Dijon-Senf

2 Knoblauchzehen, fein gehackt

2 Esslöffel frische Petersilie, gehackt

1 Esslöffel frischer Thymian, gehackt

1 Esslöffel frischer Rosmarin, gehackt

2 Esslöffel Semmelbrösel

2 Esslöffel Olivenöl

Vorbereitung:

Den Backofen auf 200°C vorheizen. Die Lammkoteletts von beiden Seiten salzen und pfeffern. In einer Schüssel Dijon-Senf, gehackten Knoblauch, Petersilie, Thymian und Rosmarin vermischen. Verteilen Sie die Kräutermischung gleichmäßig auf der Oberfläche der Lammkoteletts. Semmelbrösel über die Koteletts streuen, sodass eine Kruste entsteht. Das Olivenöl in einer hitzebeständigen Pfanne erhitzen und die Lammkoteletts von beiden Seiten anbraten, bis eine goldene Kruste entsteht. Übertragen Sie die Lammkoteletts auf das Backblech und garen Sie sie im vorgeheizten Ofen 25 bis 30 Minuten lang oder bis das Lamm den gewünschten Gargrad erreicht hat. Servieren Sie die Lammkoteletts mit einer Kruste aus scharfen aromatischen Kräutern.

PANIERTES HÜHNERKOTTELET

Zubereitungszeit: 15 Minuten

Kochzeit: 10/12 Minuten

für 4 Personen:

Zutaten:

4 Hähnchenbrüste

Salz und Pfeffer nach Geschmack

Mehl nach Geschmack

2 Eier, geschlagen

Semmelbrösel nach Geschmack

Olivenöl zum Braten

Vorbereitung:

Stellen Sie eine Panierstation mit drei separaten Schüsseln auf: eine mit Mehl, eine mit geschlagenen Eiern und eine mit Semmelbröseln. Die Hähnchenbrüste von beiden Seiten salzen und pfeffern. Tauchen Sie jede Hähnchenbrust in das Mehl, dann in das geschlagene Ei und schließlich in die Semmelbrösel und drücken Sie leicht darauf, damit die Semmelbrösel kleben bleiben. Bei mittlerer Hitze reichlich Olivenöl in einer Pfanne erhitzen. Die panierten Hähnchenschnitzel in der Pfanne braten, dabei einmal wenden, bis sie auf beiden Seiten goldbraun und knusprig sind, etwa 5 bis 6 Minuten pro Seite. Lassen Sie die Koteletts auf saugfähigem Papier abtropfen, um überschüssiges Öl zu entfernen. Servieren Sie die panierten Hähnchenschnitzel heiß mit Beilagen Ihrer Wahl.

RINDERSTEAK MIT

PREISELBEERSOSSE

Zubereitungszeit: 10 Minuten

Kochzeit: 10/12 Minuten

für 4 Personen:

Zutaten:

4 Rindersteaks

(ca. 200250 g pro Stück)

Salz und Pfeffer nach Geschmack

Olivenöl zum Kochen

1 Tasse frische oder gefrorene Blaubeeren

2 Esslöffel Zucker, Saft von 1/2 Zitrone

1/2 Tasse Rinderbrühe

1 Esslöffel Maismehl (Maisstärke)

verdünnt in 2 Esslöffeln kaltem Wasser

Vorbereitung:

R Eine beschichtete Pfanne bei mittlerer bis hoher Hitze erhitzen. Die Rindersteaks von beiden Seiten salzen und pfeffern. Geben Sie einen Spritzer Olivenöl in die Pfanne und legen Sie die Steaks hinein. Steaks je nach Dicke und gewünschtem Gargrad 46 Minuten pro Seite garen. Nehmen Sie die Steaks aus der Pfanne und lassen Sie sie einige Minuten auf einem mit Folie bedeckten Teller ruhen. In der Zwischenzeit Blaubeeren, Zucker, Zitronensaft und Rinderbrühe in die gleiche Pfanne geben. Aufkochen. Die Hitze reduzieren und etwa 5 Minuten köcheln lassen, bis die Blaubeeren zerfallen und die Sauce leicht einzudicken beginnt. Nach und nach die mit kaltem Wasser verdünnte Maisstärke unter ständigem Rühren dazugeben, bis die Soße weiter eindickt. Die Rindersteaks mit der heißen Preiselbeersauce servieren.

GEFÜLLTER HACKBROT

Zubereitungszeit: 20 Minuten

Kochzeit: 45/50 Minuten

für 4 Personen:

Zutaten:

500g Hackfleisch

(Rind, Schwein oder gemischt)

100 g Semmelbrösel

1/4 Tasse Milch

100 g geriebener Käse

(Parmesan oder Pecorino)

2 Knoblauchzehen, fein gehackt

2 Esslöffel frische Petersilie, gehackt

1 Ei mit Salz und Pfeffer abschmecken

Geschnittener Käse

(Mozzarella oder Provola)

1/2 Tasse Tomatensauce

(oder Marinara-Sauce)

Vorbereitung:

Den Backofen auf 180°C vorheizen. In einer Schüssel Rinderhackfleisch, Ei, Semmelbrösel, Milch, geriebenen Käse, Knoblauch, Petersilie, Salz und Pfeffer glatt rühren. Bereiten Sie eine rechteckige Fleischform auf der Arbeitsfläche vor. Ordnen Sie die Käsescheiben in der Mitte des Fleischrechtecks an. Rollen Sie das Fleisch auf sich selbst und verschließen Sie die Ränder gut, sodass ein gefüllter Hackbraten entsteht.

Den Hackbraten in eine leicht geölte
Backform geben. Die Tomatensauce über
den Hackbraten gießen. Im vorgeheizten
Ofen 45/50 Minuten backen oder bis der
Hackbraten gut gegart und goldbraun ist.
Lassen Sie es einige Minuten ruhen, bevor
Sie den Hackbraten in Scheiben schneiden.
Den gefüllten Hackbraten mit der heißen
Tomatensauce servieren.

SCHWEINESTEAK
MIT APFELSAUCE

Zubereitungszeit: 10 Minuten

Kochzeit: 12/15 Minuten

für 4 Personen:

Zutaten:

4 Schweinesteaks (je 200 g)

Salz und Pfeffer nach Geschmack

Olivenöl zum Kochen

2 grüne Äpfel, geschält und in dünne Scheiben geschnitten

2 Esslöffel Butter

1/4 Tasse Hühnerbrühe

1/4 Tasse Sahne

1 Esslöffel Dijon-Senf

1 Esslöffel Zucker

Vorbereitung:

R Eine beschichtete Pfanne bei mittlerer bis hoher Hitze erhitzen. Die Schweinesteaks von beiden Seiten salzen und pfeffern. Geben Sie einen Spritzer Olivenöl in die Pfanne und legen Sie die Steaks hinein. Kochen Sie die Steaks 6 bis 8 Minuten pro Seite oder bis sie gar und goldbraun sind. Nehmen Sie die Steaks aus der Pfanne und lassen Sie sie auf einem mit Folie bedeckten Teller ruhen. In die gleiche Pfanne Butter und Apfelscheiben geben. Kochen Sie die Äpfel, bis sie weich und leicht gebräunt sind. Hühnerbrühe, Sahne, Dijon-Senf und Zucker hinzufügen. Gut vermischen und zum Kochen bringen. Die Hitze reduzieren und etwa 5 Minuten köcheln lassen, bis die Sauce leicht eindickt. Schweinesteaks mit heißem Apfelmus servieren.

GARNELEN- UND SPECKSPIEßE

Zubereitungszeit: 15 Minuten

Garzeiten: Gegrillt: 68 Minuten

für 4 Personen:

Zutaten:

16 große Garnelen, geschält

und des schwarzen Filaments beraubt

8 Scheiben geräucherter Speck, halbiert

Saft von 1 Zitrone

2 Esslöffel Olivenöl

Salz und Pfeffer nach Geschmack

1 Teelöffel süßes Paprikapulver (optional)

Frische Rosmarinzweige (optional, zum Garnieren)

Vorbereitung:

Den Grill auf mittlere bis hohe Hitze vorheizen. In einer Schüssel Zitronensaft, Olivenöl, Salz, Pfeffer und süßen Paprika (falls gewünscht) vermischen. Fädeln Sie eine Garnele auf ein Stück Speck und falten Sie den Speck um die Garnele. Wiederholen Sie den Vorgang mit den restlichen Garnelen- und Speckscheiben. Die Spieße mit der Zitronen-Olivenöl-Marinade bestreichen. Die Garnelenspieße auf den Grill legen und 34 Minuten pro Seite grillen, dabei einmal wenden, bis der Speck knusprig und die Garnelen gar sind. Servieren Sie die Garnelen- und Speckspieße heiß und nach Wunsch mit frischen Rosmarinzweigen garniert.

ENTENSTEAK MIT ORANGENSAUCE

Zubereitungszeit: 10 Minuten

Kochzeit: 10/12 Minuten

für 4 Personen:

Zutaten:

4 Entensteaks

(ca. 250 g pro Stück)

Salz und Pfeffer nach Geschmack

Olivenöl zum Kochen

2 Orangen, Saft und abgeriebene Schale

2 Esslöffel Honig

2 Esslöffel Rotweinessig

1/2 Tasse Hühnerbrühe

1 Esslöffel Maismehl (Maisstärke)

verdünnt in 2 Esslöffeln kaltem Wasser

Vorbereitung:

R Eine beschichtete Pfanne bei mittlerer bis hoher Hitze erhitzen. Die Entensteaks von beiden Seiten salzen und pfeffern. Geben Sie einen Spritzer Olivenöl in die Pfanne und legen Sie die Steaks hinein. Steaks je nach Dicke und gewünschtem Gargrad 46 Minuten pro Seite garen. Nehmen Sie die Steaks aus der Pfanne und lassen Sie sie einige Minuten auf einem mit Folie bedeckten Teller ruhen. In die gleiche Pfanne den Saft und die abgeriebene Schale der Orangen, Honig, Rotweinessig und Hühnerbrühe geben. Aufkochen. Die Hitze reduzieren und etwa 5 Minuten köcheln lassen, um die Soße leicht einzudicken. Nach und nach die mit kaltem Wasser verdünnte Maisstärke unter ständigem Rühren dazugeben, bis die Soße weiter eindickt. Die Entensteaks mit der scharfen Orangensauce servieren.

HUHN MIT ROSMARIN UND ZITRONE

Zubereitungszeit: 10 Minuten

Kochzeit: 15/20 Minuten

für 4 Personen:

Zutaten:

4 Hähnchenbrüste

Salz und Pfeffer nach Geschmack

Saft von 2 Zitronen

Abgeriebene Schale von 1 Zitrone

2 Esslöffel Olivenöl

2 Knoblauchzehen, fein gehackt

23 Zweige frischer Rosmarin

1/2 Tasse Hühnerbrühe

Vorbereitung:

In einer Schüssel Zitronensaft, abgeriebene
Zitronenschale, Olivenöl, gehackten
Knoblauch, Salz und Pfeffer vermischen.
Wenn Sie möchten, können Sie die
Hähnchenbrüste etwa 30 Minuten lang in
der Zitronen-Olivenöl-Mischung marinieren.
R Eine beschichtete Pfanne bei mittlerer bis
hoher Hitze erhitzen. Nehmen Sie die
Hähnchenbrüste aus der Marinade (falls Sie
sie mariniert haben) und tupfen Sie sie leicht
mit Papiertüchern trocken. Die
Hähnchenbrüste in die Pfanne geben und auf
jeder Seite 68 Minuten braten, bis sie
gebräunt und durchgegart sind.

Rosmarinzweige und Hühnerbrühe in die
Pfanne geben. Mit einem Deckel abdecken
und weitere 57 Minuten garen, oder bis das
Hähnchen vollständig gar ist und die Brühe
leicht reduziert ist. Nehmen Sie die
Hähnchenbrüste aus der Pfanne und lassen
Sie sie vor dem Servieren einige Minuten
ruhen. Sie können das Rosmarin-Zitronen-
Hähnchen mit Beilagen Ihrer Wahl
servieren.

ABSCHLUSS

Vielen Dank, dass Sie sich die Zeit genommen haben, die „Fleischfresser-Diät 2025" kennenzulernen. Ich hoffe, dass die enthaltenen Informationen, praktischen Ratschläge und Rezepte Sie auf Ihrem Weg zu mehr Gesundheit und optimalem Wohlbefinden inspiriert und begleitet haben. Die Einführung einer Fleischfresser-Diät kann eine wirkungsvolle und transformative Entscheidung sein, und Ihr Engagement ist der erste Schritt zu echten, dauerhaften Ergebnissen. Wenn Sie das Buch nützlich und interessant fanden, wäre ich Ihnen dankbar, wenn Sie Ihre Erfahrungen teilen würden, indem Sie eine Rezension hinterlassen.

Ihre Worte helfen nicht nur anderen Lesern, das Buch zu entdecken, sondern sie liefern auch wertvolles Feedback, das mir hilft, mich zu verbessern und in Zukunft noch nützlichere Inhalte anzubieten. Nochmals vielen Dank für Ihre Zeit und Unterstützung. Ich wünsche Ihnen eine fruchtbare und zufriedenstellende Ernährungsreise!

[KLARLOCK]

www.ingramcontent.com/pod-product-compliance
Lightning Source LLC
Chambersburg PA
CBHW070650250726

48662CB00001B/52